常见病传承老药方丛书

呼吸系统病传承老药方

HUXIXITONGBING CHUANCHENG LAOYAOFANG

主　编　蔡向红

中国科学技术出版社

·北京·

图书在版编目（CIP）数据

呼吸系统病传承老药方 / 蔡向红主编 . — 北京 : 中国科学技术出版社，
2017.12

（常见病传承老药方丛书）

ISBN 978-7-5046-7667-2

Ⅰ . ①呼… Ⅱ . ①蔡… Ⅲ . ①呼吸系统疾病—验方—汇编 Ⅳ . ① R289.5

中国版本图书馆 CIP 数据核字 (2017) 第 226377 号

策 划 编 辑	崔晓荣
责 任 编 辑	黄维佳
装 帧 设 计	北京千千墨香文化发展有限公司
责 任 印 制	马宇晨

出　　　版	中国科学技术出版社
发　　　行	中国科学技术出版社发行部
地　　　址	北京市海淀区中关村南大街 16 号
邮　　　编	100081
发 行 电 话	010-62173865
传　　　真	010-62173081
网　　　址	http://www.cspbooks.com.cn

开　　　本	720mm×1000mm　　　1/16
字　　　数	230 千字
印　　　张	15
版　　　次	2017 年 12 月第 1 版
印　　　次	2017 年 12 月第 1 次印刷
印　　　刷	北京盛通印刷股份有限公司
书　　　号	ISBN 978-7-5046-7667-2/R・2102
定　　　价	38.00 元

内容提要

　　呼吸系统疾病是一类常见病、多发病，主要病变在气管、支气管、肺部及胸腔，病变轻者可见咳嗽、胸痛、呼吸受影响，重者呼吸困难、缺氧，甚至呼吸衰竭而致死。本书凝聚了全国100多位名老中医治疗呼吸科疾病的绝技良方。这些药方简单实用，通俗易懂，疗效确切，深受广大患者喜爱。本书编著者都是中医战线上的精英，具有丰富的临床经验，他们希望把自己几十年的体悟浓缩成这些文字，给同道一个阶梯，给患者一盏明灯。本书理论联系实际，指导性和可操作性强，适合各级临床医师及医学院校毕业生学习参考。

《常见病传承老药方丛书》

编委会名单

主　编　蔡向红

副主编　赵国东　　吴　凌

编　者　李书明　　　　李　达

　　　　李喜军　　　　呼宏伟

　　　　孙卫甫　　　　孙瑞娟

　　　　尤燕霞　　　　关俊如

　　　　刘美如　　　　康志广

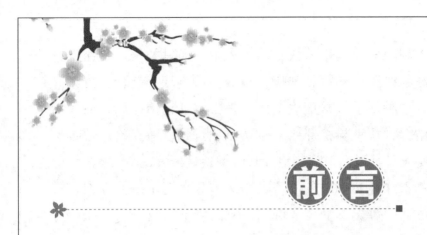

前言

呼吸系统包括鼻、咽、喉、气管、支气管和肺。呼吸系统的主要功能是完成外呼吸，即吸入氧气、呼出二氧化碳。由于呼吸系统与外界直接相通，在进行气体交换过程中，环境中的有害气体、粉尘、病原微生物及某些致敏原等可随空气进入呼吸道和肺，尤其当机体抵抗力和免疫功能下降，或者呼吸道的自净和防御功能削弱时，就会引发呼吸系统疾病。

呼吸系统疾病是一类常见病、多发病，主要病变在气管、支气管、肺部及胸腔，病变轻者多见咳嗽，或见胸痛、呼吸受影响，重者呼吸困难、缺氧，甚至呼吸衰竭而致死。在城市的病死率占第3位，而在农村则占首位。更应重视的是由于大气污染、吸烟、人口老龄化及其他因素，使国内外的慢性阻塞性肺疾病（简称慢阻肺，包括慢性支气管炎、肺气肿、肺心病）、支气管哮喘、肺癌、肺部弥散性间质纤维化及肺部感染等疾病的发病率、病死率有增无减。

中医学通常将呼吸系称为肺系，其中包括鼻、咽、喉、气道（气管）、肺脏等组织器官。肺居胸腔，在诸脏腑中，肺与心同居上焦，位高近君，犹如宰辅，故在《黄帝内经》《素问·灵兰秘典论》称为"相傅之官"。由于肺位最高，覆盖其他脏腑，故有"华盖"之称。肺叶娇嫩，不耐寒热，易被邪侵。

中医认为呼吸道疾病为本虚标实之证，病因在于血虚、气虚或者邪毒入肺而成，采用以扶正培本为主，通过补气、补血、宣降肺气、健脾扶正、补肾、利痰止咳等治疗方法相结合，可大大提高疗效。这种基于从整体观出发，根据辨证论治原则，应用辨证与辨病结合，扶正与祛邪结合，从多靶点综合考虑治疗呼吸类疾病，是我国迄今为止中医药治疗呼吸类疾病最好的方法。

本书精选了国内100多位著名中医专家的近180首方剂，涉及感冒、咳嗽、鼻炎、咽炎、肺炎、支气管炎、支气管扩张、哮喘、肺间质纤维化、肺结核、肺源性心脏病、阻塞性肺气肿、呼吸衰竭、肺癌等疾病。每病下列有若干药方。方名下列有组成、用法、功效、方解、加减、验案、按语、方源等项。各方的验案部分详细介绍患者的临床表现、治疗过程；按语部分重点介绍用药技巧和药理。本书的编写力求科学性、有效性和先进性，集中反映了现代中医在治疗呼吸系统疾病方面最高的治疗水平，为临床科研和教学提供借鉴。

限于我们的水平和经验，书中难免有不当之处，望读者朋友和中医界同仁阅读后提出宝贵意见。

编　者

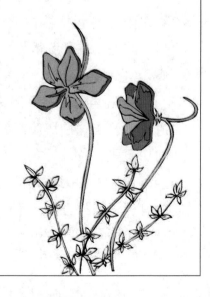

目 录
Contents

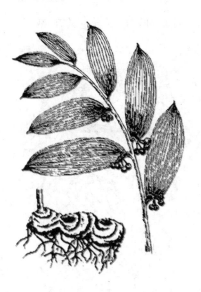

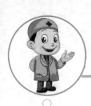

第三章　长期咳嗽

第四章　慢性鼻炎

第五章　慢性咽炎

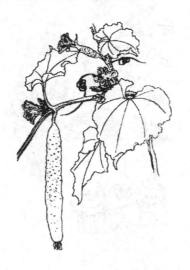

呼吸系统病 传承老药方

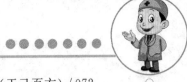

🌿 第六章　肺炎

🌿 第七章　急性支气管炎

🌿 第八章　慢性支气管炎

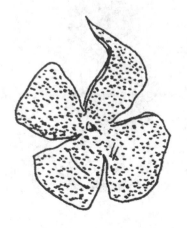

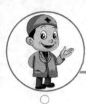

第九章　支气管扩张

第十章　哮喘

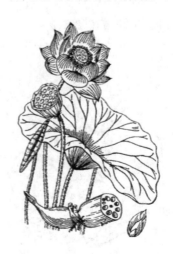

第十一章　肺间质纤维化

第十二章　肺结核

第十三章　肺源性心脏病

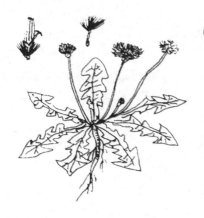

目
录

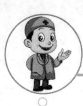

🌿 第十四章　阻塞性肺气肿

🌿 第十五章　呼吸衰竭

🌿 第十六章　肺癌

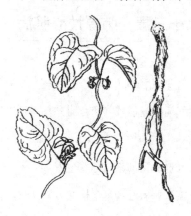

呼吸系统病 传承老药方

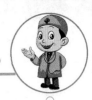

第一章 经常感冒

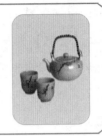

香羌饮（楼建国方）

【组成】神曲 11g，香薷、羌活、杏仁、白芷、防风、麻黄、当归、橘络、枳壳各 6g，紫苏子 16g。

【用法】水煎服，每日 1 剂，浓煎 1 小碗，睡前温服。服药期间忌鱼腥生冷油腻。

【功效】宣肺祛湿，辛温散寒。本方适用于时常感冒后咳嗽不愈，咳虽响但痰少，痰白而黏，不易咳出，咽痒，咽痒甚时咳嗽亦剧，甚则影响睡眠，或伴有纳呆、胁痛，舌淡红，苔薄白，脉细弦。

【方解】中医认为外感咳嗽迁延之证，多因外感期间进食生冷、油腻之物所致。外感时，肺失宣降，肺气不利而致咳嗽。表邪祛除后，肺恢复宣降功能，肺气得舒，咳嗽应同时消失。若在外感期间食生冷、油腻等物，致脾作湿，上达于肺，与外感之邪湿胶着，滞于气道，则咽痒咳嗽迁延时日，表证虽除而咳嗽不止。余邪结于气道则时时咽痒，咽痒甚时咳嗽亦剧。湿性黏滞，咳虽剧但痰少，痰白而黏，咳出后稍舒。治则宣肺利湿。方中香薷、羌活性味辛温除湿；白芷、防风性味辛温祛风，宣散余邪；杏仁、紫苏子、枳壳宣肺降气；当归、橘络和畅肺络。全方共奏除湿化滞祛余邪之功效。

【加减】咳嗽剧烈、夜不得眠者加麻黄 6g；因于风热者加玄参6g；胃纳欠佳者加神曲 11g。

【验案】张某，女，45 岁。2000 年 11 月 12 日来医院就诊。三年来长期咳嗽时常感冒，反反复复，近几天较剧，咽痒不适，痒剧则阵发咳嗽，咳嗽痰少而黏，咳出少量黏白痰后略舒，伴有胁肋疼痛，纳食不馨，近日不得安眠。曾服多种抗菌止咳药及养阴止咳药物均未效。刻诊：面色淡红，体温正常，肺部听诊双肺呼吸音略粗，未闻及明显啰音。苔薄白、舌淡红，脉细小弦。诊为外感风寒后咳嗽迁延。治拟香羌饮加减。处方：羌活、香薷、杏仁、防风、白芷、麻黄、当归、橘络、枳壳各 6g，神曲 11g，紫苏子 16g。上方 2 剂，浓煎 1 小碗，睡前服。复诊时告知 1 剂即大效，夜能安卧，咽痒大减，现已少咳。上方去麻黄再服。5 剂。再诊时咳嗽已愈，咽喉得舒，已无痒感，予清热止咳口服液 3 盒善后，随访 5 年未再咳嗽。

☯ 调和营卫汤（张学文方）

【组成】芍药 9g，桂枝 9g，甘草 6g，生姜 4.5g，大枣 12 枚。

【用法】水煎服，每日 1 剂，每日 2 次，文火慢煮，温服药液，药后啜热稀粥，温覆保暖，微汗遍身为宜。

【功效】调和营卫，解肌发表。适用于汗出恶风，外感风寒，头痛发热，苔白不渴，鼻鸣干呕，脉浮缓或浮弱；杂病、病后、妊娠、产后等见时发热，受风寒，自汗出，属营卫不和者。现用于时常感冒见上述症状者。

【方解】调和营卫汤适用于外感风寒表虚证。其病机为风寒外感，卫强营弱，营卫不和。治当发表解肌，营卫调和。方中桂枝性味辛甘温，发表解肌，以散肌表之风寒；配芍药性味酸苦微寒，滋阴养液，并固其内在之营阴，防止发汗太过，作为臣药以和营。生姜散寒解表，助桂枝调卫，又可温胃和中以止呕。大枣益气补中，补脾生津，可以助白芍以和营血。炙甘草益气补中，与桂枝相配，则辛甘化阳，以加强解表之力；合芍药则酸甘化阴，以加强和营之功。这种配伍，表证用之，可提高解表和营卫之力；内伤杂病用之，则可化气和阴阳。因此本方既可用于表寒虚证，也可用于内伤杂病。

【验案】白某，女，70 岁。患者时常感冒，往往几个月接连不断，多方医治无效，症状见鼻塞咳痰，头面多汗，稍感疲劳，曾服玉屏风散，半个月来亦无效果。用调和营卫汤加黄芪，服后自觉体力大增，感冒随之减少。

清热解毒汤（章庆云方）

【组成】黄芩 11g，柴胡 16g，天花粉 16g，葛根 16g，金银花 16g，连翘 16g，板蓝根 16g，桔梗 13g，牛蒡子 13g，菊花 13g，薄荷（后下）6g，甘草 16g。

【用法】水煎服，每日 1 剂，每日 2 次，早、晚各 1 次。

【功效】解毒清热，疏风散表。用于治疗实证感冒之风热证、时常感冒等。主要症见发热、恶寒或寒热往来，头痛，

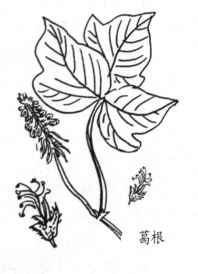

葛根

咽干咽痛，周身不爽，鼻塞流涕，舌苔薄白微黄，脉浮数。

【方解】清热解毒汤以柴胡、天花粉、葛根退热和解；黄芩、金银花、连翘、板蓝根解毒清热；桔梗、牛蒡子、菊花、薄荷疏风宣肺解表；甘草补中调和诸药。

【加减】鼻塞流涕不止者加苍耳子 16g，辛夷花 13g；头痛加川

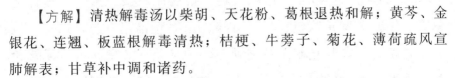

芎 13g，白芷 13g。若感冒初起，表现为风寒证者，酌减清解药物剂量，加羌活、防风、荆芥等辛温发散之药。发热重者，重用柴胡、葛根用量；咽痛重者加山豆根 16g，青果 13g；咳嗽加杏仁 13g，麦冬 13g。

☯ 益气止汗汤（李凤翔方）

【组成】生白术 13g，生黄芪 18g，防风 13g，金银花 13g，黄芩 13g，生甘草 13g，板蓝根 18g。

【用法】每日 1 剂，水煎服，每日 2 次，饭后分服。小儿可分 3 或 4 次分服。

【功效】扶正解表。主治体虚易感属脾肺气虚型，如时常感冒、流行性感冒、上呼吸道感染等。症见咳嗽咽痒，恶寒，肢节酸楚，发热，自汗，鼻塞咽燥，脉浮，苔薄白，尤对小儿体虚、自汗、易感、鼻塞流涕者效佳。以脾肺气虚之恶寒、发热、自汗为主证。

【方解】患者正气虚而有表证者，宜益气解表。益气止汗汤中以黄芪、白术、防风组成之玉屏风散为主，固表益气止汗，并实表以御风邪；金银花、黄芩、板蓝根疏散风热，利咽解毒，抑菌抗病毒，为祛邪之品；甘草补中调和诸药，并能扶正，止咳化痰。诸药相伍，奏祛邪扶正之效。小儿稚阴稚阳之体，易受外邪之侵袭，故小儿外感、自汗、纳少属肺脾气虚者为多，以本方随症加减，效如桴鼓。

【加减】若外感偏于风寒表证，头痛、肢节酸痛者，加羌活、荆芥以祛风寒之邪；若兼见咳嗽气促，痰黄浊艰咳之急性支气管炎、肺炎，加蜜炙麻黄（包）13g，百部 18g，车前子（包）13g，儿童减量，以增强宣肺止咳平喘之功。伴纳食差，大便溏泻，苔腻者，加广藿香 13g，焦山楂 13g，焦六神曲 13g，谷、麦芽各 13g，以化湿健脾，和胃助运。

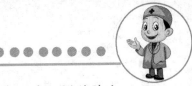

【按语】用方提示：患者体壮邪实，高热，感染重症，无肺脾之气虚象者，不宜使用。以免闭门留寇，延误病机。

疏风散表汤（张金玲方）

【组成】黄芩 11g，柴胡 16g，天花粉 16g，葛根 16g，金银花 16g，连翘 16g，板蓝根 16g，桔梗 13g，牛蒡子 13g，菊花 13g，薄荷（后下）6g，甘草 5g。

【用法】水煎服，每日 1 剂。每日分 2 次服。

【功效】治疗实证感冒之风热证及时常感冒。主要症见头痛，咽干咽痛，鼻塞流涕，周身不爽，发热，恶寒或寒热往来，舌苔薄白微黄，脉浮数。

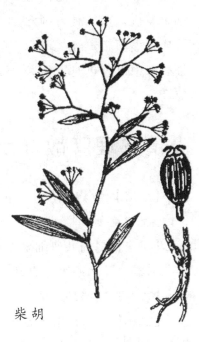

柴胡

【方解】疏风散表汤中以柴胡、天花粉、葛根退热和解；黄芩、金银花、连翘、板蓝根解毒清热；桔梗、牛蒡子、菊花、薄荷疏风宣肺解表；甘草调和诸药。全方共奏解毒清热、疏风散表之功效。若表现为风寒证，酌减清解药物剂量，加羌活、防风、荆芥等辛温发散之药。

【加减】头痛者加川芎 13g，白芷 13g。发热重者，重用柴胡、金银花、葛根；咽痛重者加山豆根 16g，青果 13g；咳嗽者加杏仁 13g，麦冬 13g；鼻塞流涕不止者加苍耳子 16g，辛夷花 13g。

【验案】方某，女，53 岁，1997 年 1 月 9 日来医院就诊。患者长期感冒。3 天前受凉后出现咽痛咽干，发热，微恶寒，咳嗽，无汗头痛，痰黏黄，舌苔薄白，脉浮数。查：体温 38.6℃，咽红充血。

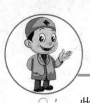
此为风热感冒之证,柴芩葛花汤加麦冬、杏仁、川芎各 13g。水煎服,3 剂而愈。

【按语】疏风散表汤是青海省中医院老中医的经验方。感冒的病因有二:一是外因,即外部环境中六淫、时行病毒侵袭人体;二是内因,即人体正气的强弱。人体正气的强弱是决定是否发病的关键。如果发病,正气强,则邪正交争,表现出一派实证;正气弱,则易形成正虚邪恋,经久不愈。故感冒可分为实证与虚证两种类型。实证感冒中以风热时毒侵袭肺卫所致的风热证较多见,亦即本方的适应证。

清热理脾散(方和谦方)

【组成】炒白术 80g,黄芪 100g,防风 23g,人参 23g,山药 80g,淫羊藿 16g。

【用法】将药共研细末过 60 目筛,冲服或装胶囊,成人每服 5g,小儿酌减,开水冲服,21 天为 1 个疗程。

【功效】祛湿理脾清热。用于受凉后感冒,时常发作。

【方解】在玉屏散方基础上加人参、山药增强益气健脾之力,以固后天之本;用淫羊藿、补肾阳以壮本;年长者肾气不足,肾阳渐衰,加鹿茸粉以加强壮阳补肾之力。诸药合用,健脾补肾,益气固表,先后天并治,对肺脾气虚、卫表不固之反复感冒,确可起到正复本固、御邪入侵的目的。

【验案】刘某,女,20 岁,高中生,2001 年 3 月 17 日来医院就诊。患者因 3 年前受凉感冒后出现头痛、流涕、鼻塞、咳嗽、咽痛,治疗 3 天后症状减轻,但仍有流涕、鼻塞、咽痛等症,因没有重视未能继续治疗。鼻塞、咽痛、发热时轻时重,后用静脉滴注药物后,症状消失。但以后每因劳累、受凉即出现头痛、发热、鼻塞、咽痛等症,每次均需静脉滴药及西药治疗 10 天左右诸症才能缓解,每月发作 3 次,严重影响学习和正常生活,患者及家人非常苦恼。此次于 12 天前因劳累加之受凉，诸症复发，头痛、发热、鼻塞、流涕、咽痛、咳嗽，用氨苄西林、利巴韦林、甲硝唑静脉滴注 4 天，诸症多已缓解，唯有头晕、乏力、纳呆、食少、鼻塞、咽痛。查：形体偏瘦，面色淡白，鼻黏膜充血肿胀，咽充血，心肺无异常体征。舌淡白，苔薄白，脉细弱。诊断为气虚感冒，用清热理脾散 1 剂，装胶囊，每次 5g，每日 3 次，开水冲服。嘱加强调护，慎起居，避风寒。2001 年 12 月 12 日，其母亲代诉，服药后 1 周，诸症状消失，现纳食增加，精力充沛，身体健康。患者及家属都非常高兴。

　　1 年后随访，患者当年感冒 1 次，未予静脉滴注药物，只服用抗感冒药及对证治疗 3 天后即痊愈。2 年后随访，再无反复感冒史。

☯和脾柔肝饮（吴一纯方）

【组成】桂枝 4.5g，党参 6g，白芍 6g，炙甘草 4.5g，生黄芪 9g，法半夏 6g，陈皮 3g，茯苓 6g，生姜 2 片，大枣 2 枚。

【用法】用上方 2 剂，慢火煎 2 次，取 300ml，加饴糖 30g，和匀，分 2 或 3 次温服。

【功效】建中气，调营卫，用于治疗经常感冒。

【方解】本方对感冒初起及感冒后产生的各种不适症状均有显著的治疗作用，也适用于流行性感冒初起、轻度上呼吸道感染等疾病。该药主要由桂枝、党参、白芍、炙甘草、生黄芪、法半夏、陈皮、茯苓、生姜、大枣等组成，具有表散风寒、解热止痛的功效，用于外感风寒初起、恶寒发热、无汗、头痛、鼻塞、打喷嚏、咽痒咳嗽、四肢酸痛等症状的治疗。研究表明，本药有抗菌、抗流感病毒、抗炎、镇痛、解热及增强机体免疫功能等药理作用。

【验案】郭某，女，63 岁。1999 年 9 月 23 日来医院就诊。患者形瘦体弱，时常感冒，近因风吹受寒，头痛，怕冷，动则汗出，轻微咳嗽，消化不好已久，肠鸣，纳差，精神不振。左寸脉微浮，右寸微，两关弦虚，两尺沉弱；舌正苔薄白黏腻。此属体虚卫阳不固，复感新凉之气。遂用上方 2 剂治疗。

9 月 25 日复诊：自诉药后 2 小时感热，继而汗出，头痛亦解，饮食略增，睡眠亦好。两寸脉沉微，两关脉弦缓，两尺脉沉迟。营卫初和，治则柔肝和脾，兼滋心肾。

以上方 3 剂加减，水煎温服，以巩固疗效。

【按语】由于患者素来体弱，脾胃萎虚，卫外不固，导致容易感冒。营卫生于水谷，源于脾胃，脾为营之源，胃为卫之本。近因劳逸失当，中气再受损伤，复受风邪而感冒。病者中气虚，为致病因素的主要方面，治则祛邪扶正。用本方合新加汤，性味甘温建中，营卫调和，和脾柔肝，兼滋心肾而康复。虚人感冒，尺脉沉弱者，慎不可发汗；中气虚寒而外感者，辛凉之剂亦要慎用。

☯ 清热理脾化裁方（郭鹏方）

【组成】蝉蜕 11g，防风 13g，生白芍 11g，陈皮 11g，生白术 11g，生薏苡仁 18g，川椒 3g，蒲公英 11g，藿香梗（后下）13g，绿萼梅 11g，牡丹皮 13g，黄连 6g，乌梅 9g，甘草 6g。

【用法】水煎服，每日 1 剂，分 2 次服。

【功效】清热理脾祛湿。

【方解】方中白芍、陈皮、白术泻肝实脾，防风、蝉蜕宣散浮火又具风能胜湿之意，薏苡仁除湿，黄连、蒲公英、牡丹皮清热，绿萼梅理气疏肝，藿香梗和中醒脾，乌梅缓急柔肝，川椒温运脾土，甘草调和诸药。

【验案】卢某，女，34 岁，2006 年 12 月 24 日来医院就诊。

患者 3 年来体质下降，易疲劳，多次感冒，每次咽痛、发热 38～39℃。近半年来晨起常腹部疼痛，继而腹泻，泻后好转，遇冷尤甚。食纳、小便调。面部及口唇周围起有红疹多年，时觉刺痒。平时喜食辛辣及饮冷。查见舌体稍瘦，舌质红，苔薄白，脉沉细滑小数。辨证属肝旺脾虚，夹有郁热，法当崇土抑木，佐以清热，痛

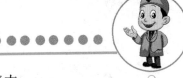

泻方化裁。嘱忌生冷、油腻、炙烤，慎起居，畅情志。

第二诊（2007年1月17日）：诉心情较前舒畅，腹泻得止，后食辛辣复发。见效守方，前方去藿香梗、蒲公英，加枳椇子13g，仙鹤草16g。

2007年4月随访，患者间断服用二诊方二个月余，往年冬季平均感冒1次，今冬已安度。

☯ 祛湿清热方（卢化平方）

【组成】佩兰13g，藿香（后下）13g，厚朴13g，紫苏叶（后下）13g，生薏苡仁18g，大腹皮13g，茵陈11g，炒山楂11g，炒麦芽11g，炒神曲11g，桔梗13g，陈皮13g，茯苓18g，炒苍术11g，炒枳壳11g，六一散（包）18g，大黄炭（后下）2g。

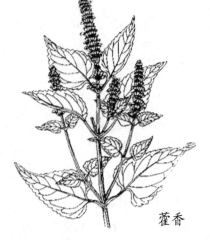

藿香

【用法】每日1剂，水煎服，分2次服。

【功效】理脾祛湿清热。用于反复感冒。

【方解】本方是传统中药通宣理肺丸的改良剂型，具有抗菌、抗病毒、解热、镇痛、抗炎、缓解肺及支气管痉挛、镇咳、祛痰和平喘作用。主要成分佩兰、藿香、厚朴、紫苏叶、生薏苡仁、陈皮、炒山楂、茵陈、大腹皮、茯苓等，可解表散寒、宣肺止咳，用于感冒咳嗽、发热恶寒、鼻塞不通、流清鼻涕、头痛无汗、肢体酸痛等。

【验案】谢某，女，22岁，因长期感冒10余年，于2005年9月18日前来诊治。

患者自幼体弱，进食稍不慎则会腹泻，常发生阵发性胃脘痛，大便黏而不爽，平时多汗，近日觉皮肤瘙痒。有肠痈史5年，反复

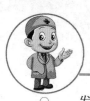

发作。2 年前患反复瘾疹，服补肾益寿胶囊而愈。月经正常，舌红，苔白微干，脉细滑左小弦。辨证属脾虚湿热中阻，以清热祛湿理脾为治。

药进 10 剂后复诊，诉大便仍发黏，但较前通畅，胃痛未作，仍皮肤瘙痒，舌尖红，苔薄黄，脉细滑尺稍沉。患者将赴外地上学要带中成药，因前方化浊芳香、祛湿清热之剂，诸症得缓，唯舌质红而尖稍绛有化热之势，故予藿香正气胶囊加越鞠保和丸缓缓调理，二药交叉服用。

第三诊（2006 年 2 月 28 日）：诉半年来未患感冒，胃痛偶作，时嗳气、大便黏滞，手足多汗。肠痈发作数次，疼痛过轻而未用药。舌尖红，苔薄白，脉右细滑左小弦。拟和胃降浊，清肠导滞。处方：

藿香梗 13g，荷叶梗 13g，厚朴花 11g，陈皮 13g，炒苍术 11g，当归 13g，白芍药 11g，牡丹皮 13g，大腹皮、子各 9g，大黄炭（后下）2g，生薏苡仁 18g，桃仁 13g，甘草 6g。每日 1 剂，水煎服。

间断服药以善后，后随访 3 年感冒大减，已如常人。

【按语】本病例患者自幼体弱，易患感冒，汗多，易发腹泻，疑为脾弱表虚之证，然其有胃脘痛、肠痈、荨麻疹等宿疾，伴大便黏滞不爽，舌红，苔白微干，脉细滑左小弦，皆饮食不慎、素喜辛辣厚味所致。本患者湿浊略胜，且有脾运不健，宿有积滞化热之不同，故其治亦异耳，采用藿香正气散加消积导滞之品化裁而获效。

祛邪可具扶正之功，调内亦有御外之效，此即邪去则正安之谓也。对反复感冒之证，当详加辨证，不可只从虚证论治，以免犯虚虚实实之弊。

☯ 强卫固表散（吕同杰方）

【组成】白术 18g，黄芪 38g，防风 18g，百合 38g，桔梗 28g。

【用法】将药共研为细末，过 60 目筛，每次 9g，每日 2 或 3 次，

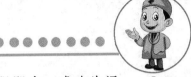

温开水冲服，1周为1个疗程，一般1～2个疗程即愈。或改为汤（上方诸药剂量均减半），水煎服，每日1剂，分2次服。一般3～5剂即可。

【功效】强卫固表，补益脾肺。用于体虚引起的反复感冒。

【方解】强卫固表散是老中医运用补脾益肺之法治疗体虚感冒之经验方，由玉屏风散加百合、桔梗组成，甘寒润肺之百合救玉屏风散燥烈过亢之弊，桔梗可载诸药上行入手太阴肺经而开达肺气，多药补散相宜，阴阳和顺，病邪自去。凡属习惯性感冒，感冒多次发汗或发汗过多，损伤卫阳，致表虚不固，常自汗出，咳嗽，感冒时作，数月不愈者，皆可用本方治之。

【加减】兼有头痛、身痛者可加紫苏叶、羌活；见咳嗽吐白痰者可加橘红、半夏、天南星、杏仁；若伴有慢性鼻炎而鼻塞不通者可加辛夷、生姜；兼心慌气短者可加太子参、麦冬、五味子、金樱子。

【验案】王某，女，31岁，1991年5月27日就诊。去年2月患感冒，多次服用解热止痛药，不见其效，但汗出不彻，仍头痛、身痛。继而加大剂量，一次服复方阿司匹林2片，用偏方饮姜汤一大碗，覆被取汗，少顷周身涔涔汗出。又饮红糖水1碗，须臾，全身汗出如水洗、浸湿衣被。第2天头痛、身痛大减，自觉病愈，以后稍有劳作，即见汗出，因余无不适，未予理会。一日，下地回家，自觉劳累，卧床稍息，不意入睡，受风受寒，一觉醒来，即周身酸懒，感头痛不舒，服安乃近等药。从此以后，身常自汗出，无汗时反觉全身不适，头痛，鼻塞，因此，家中常备复方阿司匹林、安乃近等药，如此缠绵至今。诊其脉缓而无力，右脉尤弱，舌质淡，苔薄白。此乃气虚自汗，体弱感冒也。随以本方研为细末，按上法服10天后，自汗已止，感冒已愈。为巩固疗效，又嘱其按照原剂量，每日3次，继服10天，迁延年余之痼疾遂获痊愈。

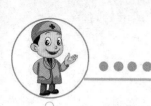

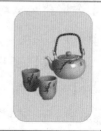

第二章
流行性感冒

☯ 清热解毒饮（刘运耀方）

【组成】连翘 16g，金银花 18g，蒲公英 28g，大青叶 28g，板蓝根 28g，玄参 16g，生石膏 28g，黄芩 11g，桔梗 11g，葛根 11g，鱼腥草 16g，白芷 11g，牛蒡子 16g，蝉蜕 11g，白僵蚕 11g，甘草 6g。

【用法】将药物放入药锅内浸泡 30 分钟后，大火煮沸，小火煎 20 分钟，滤渣取汁 500ml，每剂药煎 2 次，共取药液 1000ml，分早、中、晚 3 次温服。年老体弱和儿童减半服用。服药期间，禁食辛辣刺激之品，以清淡饮食为主，并多饮开水。

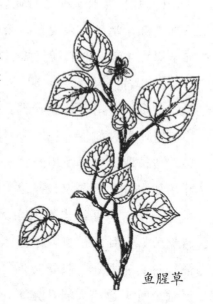

鱼腥草

【功效】本方适用于流行性感冒，即中医的风热感冒或温病的初期阶段，邪在卫分成血分之症。在冬春季发病，以发热、咽痛、头痛、周身酸痛为主症，有时寒战、痰多色黄、咳嗽，舌质红，舌苔薄黄，脉浮数或浮紧有力，体温在 38℃以上，临床化验：白细胞计

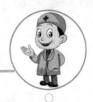

数在正常范围。

【方解】息风止痉饮中金银花、连翘、蒲公英、大青叶、板蓝根等具有解毒清热之功效，据中医药理均有抗病毒作用；生石膏、玄参、桔梗、白芷、葛根、黄芩、鱼腥草、牛蒡子等有利咽清热、止渴生津、解毒发汗之功效；配以蝉蜕、白僵蚕可有止痉息风功效，可防止热极生风的发生。

【加减】咽喉肿痛者加山豆根 13g，射干 13g；肢体酸痛者加羌活 13g，独活 13g；伴有咳嗽、吐痰色黄者加炙百部 11g，桑白皮 16g。

【验案】汪某，男，19 岁。2000 年 2 月 9 日下午患者以头痛、发热、畏寒、咽喉肿痛、全身酸楚为主症前来就诊。测体温 39.4℃，血 18 项化验均在正常范围；患者发病 5 小时，在家服感冒药无效。查：神志清，精神不振，面色较红，舌质红，苔薄黄，脉浮数，心肺听诊未闻及干、湿啰音和心脏杂音，心律齐，心率 110 次/分钟，腹平坦，无压痛，其他部位无阳性体征。诊断：流行性感冒（病毒感染型），用中药清热解毒饮加山豆根 13g，射干 13g，羌活 11g，独活 13g，桑白皮 11g。上方连服 3 剂，服药 5 次，临床症状消失，体温正常，病告痊愈。

☯ 清泄肺热饮（凌禹声方）

【组成】杏仁、金银花、连翘、葛根、芦根各 13g，炙麻黄、桂枝各 6g，黄芩 11g，桔梗、竹叶各 6g。

【用法】将药物水煎煮沸后，转小火煎 20 分钟即可，每日 1 剂，每日 2 次，早、晚温服。服药后避免风寒，禁食黏腻生冷之品。

【功效】适用于流行性感冒，外感冬温表实证。临床表现为发热，无汗，咽干口渴，咳嗽无痰或少痰，或伴头痛，全身骨节疼痛，

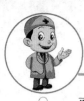

或纳呆便秘，小便赤少等。体检：多数患者眼结膜充血，咽部红肿，扁桃体不同程度增大，舌质红，苔薄黄或腻，脉浮数或有力。

【方解】感冒病机为风温之邪侵及肺卫，热蕴于肺，多见咳嗽；风热上受，则咽干口燥；风热在表，故苔薄黄，脉浮数。清泄肺热饮以炙麻黄、杏仁宣肺平喘、止咳降气，以桂枝、葛根祛风解肌，金银花、连翘解毒清热，黄芩清泄肺热，竹叶、芦根除烦生津，桔梗利咽散结。诸药联合，以奏解表清热、止咳利肺之功效。临床实践证明，采用本方治疗流行性感冒效果明显。

【加减】干咳甚者加沙参、天冬、麦冬；渴甚者，加石膏、积雪草、天花粉清热生津；咽喉肿痛者加马勃、板蓝根、射干；咳嗽有痰不易咳出者加浙贝母、瓜蒌清肺化痰止咳；纳差者加焦三仙。

【验案】王某，女，26岁。2003年2月8日来医院就诊。患者发热、咳嗽少痰、头痛、咽干口渴、全身疼痛2天。查体：体温38.2℃，眼结膜充血，咽部充血，扁桃体二度肿大，舌质红，苔薄黄，脉浮数。治以解表清热，利咽宣肺。药用本方，加射干13g，天花粉、麦冬各16g。2天后症状明显减轻，继服3天后症状、体征消失。

☯ 利肺止咳饮（周信有方）

【组成】桂枝6g，麻黄18g，杏仁7g，生姜9g，大枣（擘）10枚，石膏48g，知母18g，炙甘草6g，粳米18g。

【用法】以水浸泡方药约30分钟，然后用大火煎药至沸腾，再以小火煎煮30分钟。每日分3次温服。

【功效】兼清里热，辛温解表。适用于流行性感冒。

【方解】利肺止咳饮中重用麻黄解表散寒，透达腠理；石膏量大力专清泻蕴热；桂枝解表散寒，通达营卫；杏仁肃降肺气，平喘止咳；生姜解表宣肺，和中散寒；知母清积泻热，生津止渴除烦，助石膏清热；粳米、大枣、甘草，益气补中，养胃生津，并制约知母、石膏苦寒伤胃气。

【加减】若身疼痛者，加川芎、丹参、桑枝，以通络止痛；若咳嗽者，加紫菀、款冬花、生姜、桑叶，以宣降肺气；若头痛者，加白芷、防风、菊花，以解表止痛；若汗出不畅者，加荆芥、薄荷、柴胡，以辛散透达等。

【验案】冯某，男，18岁。患者因乘凉露宿，遭遇风寒，先治未效。3天后畏寒发热更重，住院治疗。症见：寒热无汗，面色较红，烦躁嗔怒，头身疼痛，乍有轻时。脉象浮紧而数，舌苔薄白微黄不燥。此为太阳病，风寒两感之重证。治则解肌发汗，表里两解。

上方进服3剂，得微汗，寒热、烦躁、身痛等症俱减，仅有余症未尽。因有人以为时值暑夏，主张将麻黄、桂枝代以葛根、防风，以求稳当。遂午前进药1剂，午后2小时，诸症复起，寒热更张。知为不当，仍遵前法，5日痊愈。

☯ 辛凉透表方（高国平方）

【组成】葛根10～15g，生石膏20～28g，淡竹叶13g，白茅根13g，连翘13g，钩藤13g，甘草3g。

【用法】水煎1大碗，每日1剂，频频冷服。

【功效】清热解毒，辛凉透表。适用于流行性感冒。

【方解】本方中葛根、生石膏、连翘透解邪热，疏达经气；淡竹叶、白茅根清泄邪热；钩藤和胃降逆；甘草扶助正气，和胃气，生津。使用以上方剂后，可使邪气得解，少阳得和，上焦得通，津液得下，胃气得和，有汗出热解之功效。

【验案】1976年七八月间，长春发生流感，用上方治疗85例，均获良效。如杨某一家，5口有3人患流感，其中9岁的小孩，病情严重，高热40℃，鼻出血，里汗出，烦渴，胃呆，舌黄，脉数。证属阳明郁热，火伤阳络。急按上方煎服1剂，翌日，热势顿退，鼻出血告止。再进1剂，诸恙皆平。其余2人俱发热，38℃左右，投上方3剂合煎，2人分服，身热悉退。

【按语】本方为治疗感冒发热的有效方剂，经临床验证，取得"简、便、验、廉"之评价。方中药物配

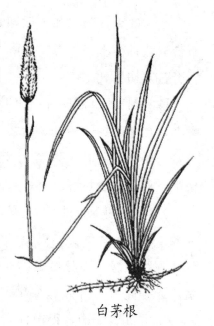

白茅根

伍，除适用于阳明气分之热外，且可透邪出太阳卫分，从而达到退热目的。

☯ 发汗解表方（翟瑞柏方）

【组成】防风13g，麻黄16g，白芷28g，川芎13g，荆芥18g，苍术28g，百合13g，款冬花13g，厚朴13g，紫苏梗18g，杏仁13g，桔梗13g，紫苏子13g，建曲28g，紫菀13g。

【用法】水煎服，每日1剂，每日早、中、晚各服1次，饭后服。

【功效】开宣肺气，发汗解表。用于流行性感冒。

【方解】方治当辛以散风，凉以清肺为法。用麻黄清透肺络之热，防风清散上焦风热，并作君药。臣以辛凉之川芎、荆芥散上焦风热；厚朴、百合一升一降，解肌肃肺以止咳；苍术、紫苏梗清透膈上之热；杏仁、建曲清热生津止渴，用作佐药。诸药配合，有疏

风清热，宣肺止咳之功。但药轻力薄，若邪盛病重者，可仿原方加减法选药。

【验案】田某，男，45 岁，患感冒 20 天之久，经中西医多次治疗无效，诊时见痛苦病容，咳嗽痰喘，不能平卧，胸闷气急，痰多色白，倦怠乏力，夜卧不宁，动则气短不足一息，食欲不振，怕冷恶寒，无汗，四肢厥冷，苔薄白，脉浮紧。此风寒束表，表实邪闭之证。治则发汗解表，开宣肺气，以上方连服 5 剂，未能达汗，认为伤寒表实过重，故将上方麻黄增至 45g，并入附子 13g、细辛 13g 以助发汗之力。1 服汗出，5 剂尽诸症悉除。

【按语】本方为治疗外感表实证之重剂，用之得当，效如桴鼓。

☯ 芳香宣化散（史济招方）

【组成】藿香 6g，苍术 4.5g，厚朴 4.5g，半夏 6g，陈皮 4.5g，石菖蒲 2.4g，大腹皮、大腹子各 9g，枳壳 6g，生姜 2 片。

【用法】水煎服，每日 1 剂，分 3 次温服。

【功效】健脾化湿，芳香宣化。适用于流行感冒。

【方解】方中藿香、半夏、石菖蒲解表利湿，可治咳喘；大腹皮、大腹子协同平喘利湿；苍术、陈皮解热清肺；枳壳、厚朴健脾化湿；生姜辛辣芳香，温中解表。综合本方诸药的配伍，对疫毒火邪，充斥内外，气血两燔的证候，确为有效的良方。

【验案】史某，女，50 岁。因感冒流行，患者受感染，寒重热轻，头胀身痛，胸闷不咳，服银翘解毒片 5 日不解。脉象沉滑，舌苔白腻如积粉，二便减少，与一般感冒不符合，诊为湿浊中阻，肠胃气滞。以上方药加减治疗，5 剂后舌苔渐化，又觉掌心燥热，口干不欲饮，防其湿郁化热，仍用前方加黄芩、赤茯苓，调整 15 天始愈。

【按语】流行性感冒为湿邪侵于表里之证。湿邪入侵肌表，卫阳内部失于敷布及温煦，则发热轻，恶寒重，头胀身痛。湿浊中阻，气机失调，则胸闷，脉沉滑，苔白腻如积粉均属湿浊内侵之象，故以本方健脾行气化湿，表里之湿解除则症自愈。

☯ 散邪解毒汤（田方方）

【组成】黄芩 16g，夏枯草 16g，浙贝母 13g，杏仁 13g，山豆根 13g，薄荷 13g，荆芥 13g，防风 13g，金银花 18g，连翘 28g，白茅根 28g，甘草 5g。

【用法】水煎服，每日 1剂，每日 2 次，早、晚分服，重者可每日 2 剂。一般用药 3～7 天。

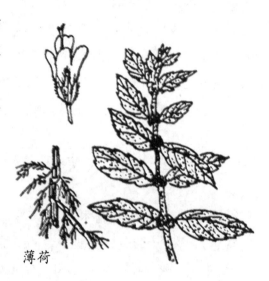

薄荷

【功效】清毒散邪，适用于流行性感冒。

【方解】散邪解毒汤中夏枯草、黄芩具有很强的广谱抗菌、抗病毒作用，对病毒所致的炎症、变态反应及解热作用较强，为临床习用的对药，是散邪清上之佳品；杏仁、浙贝母具有止咳宣肺、祛痰兼除结散热作用；薄荷、白茅根性味辛凉发表，现代药理研究证明有抑制病毒及抗菌作用，可加快呼吸道黏液分泌并增大有效通气量，减轻泡沫痰症状；防风、荆芥为祛风散邪要药，其中荆芥煎剂具有镇痛解热、抗病原微生物的作用，防风还可增强机体免疫功能，两者混合煎较单煎为佳；山豆根为利咽解毒消肿所施，其所含有的槐果碱有较好的抗菌平喘作用；金银花、连翘为清热解毒首选药，其抗病原微生物、抗炎解热作用显著（其用量一般要大）；甘草除具有

呼吸系统病 传承老药方

止咳、调和药性作用外，尚有抗炎、清热抗病毒、抗氧化之效。诸药合用共奏散邪、清热、解毒之功。

【加减】咽喉红肿者，加玄参13g，蝉蜕16g，僵蚕13g；胃纳不佳者，加白豆蔻13g，大枣6枚；大便干结者，加大黄3～13g；高热者加石膏16g，柴胡16g，土茯苓28g；咳嗽甚者加紫苏子16g，葶苈子13g，枳实18g；咳痰多者，加瓜蒌16g，远志13g，半夏13g。用药3剂为1个疗程。

【验案】刘某，男，28岁，1999年12月17日就诊。患者咳嗽咽痛、咳痰2天，伴发热1天。自述呼气粗热，体温升高，脸红，舌红，苔黄，脉浮数。多次服"利君沙"、"速效感冒胶囊"、"病毒灵"等药未见效。血常规检查：白细胞计数$11.2×10^9$/L，中性粒细胞80%，X线透视示双肺纹理增粗、增多。诊断：流行性感冒。用上述方药2剂，并加柴胡16g，石膏16g，玄参13g。服药1剂热退，症状减轻。继服上方3剂，咽痛、咳嗽、咳痰消失。再服2剂，血象、胸透均正常，临床症状治愈。

☯ 清肌退热汤（吉良晨方）

【组成】葛根28g，柴胡24g，黄芩11g，生石膏60g，川羌13g，清半夏13g，金银花28g，大青叶28g，贯众13g，甘草13g，生姜5片为引。

【用法】将药物先用水浸泡30分钟，再用大火煎5～10分钟，水煎两次，取药液150ml。每次服药50ml，每日2次以上。服药后饮热米粥助汗出，护胃保津。用量可根据病情、体质加减。

【功效】适用于流行性感冒，体温≥39.5℃以上，持续高热，或微恶风寒，无汗或少汗，头痛，全身肌肉酸痛，恶心呕吐，烦躁面赤，咽红肿，舌红苔黄，脉浮数等。

【方解】清肌退热汤出自《伤寒六书》。治疗流行性感冒高热有较好的疗效，是理想的退热剂。方中葛根、川羌驱太阳之邪外出；柴胡发表解肌透达少阳之邪，配黄芩以增退热之功效。中医《本草汇言》云："清肌退热，柴胡最佳，然无黄芩不能凉肌达表。"石膏性味辛寒清气，为清气分要药；配金银花、大青叶、贯众以增解毒清热抗病毒之功。诸药合用，标本兼治，清热透表，表里双解，除三阳之邪，热退后不再回升。

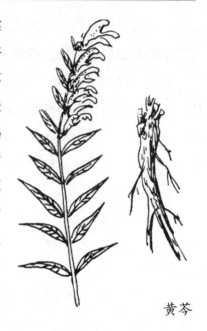

黄芩

临床实践证明，柴胡、石膏大剂量使用，退热快而疗效巩固。中医文献报道，柴胡含皂素，有不良反应，大剂量应用易引起呕吐、血压升高，配以清半夏，临床未见不良反应。方中柴胡、石膏、葛根、金银花量大力宏，驱邪力盛，多饮勤服，药后啜热粥，养胃气、扩津液而助药力，是退热快、退热后不再回升的一个重要原因。

【验案】崔某，男，45岁，1997年3月15日来医院就诊。患者头痛发热，全身酸痛，面赤烦躁，无汗恶寒，头颈部酸痛尤著，四肢乏力，厌食纳果，恶心呕吐。经输液、口服"病毒唑"、激素、退热药等治疗3天，全身酸痛、呕吐恶心减轻，仍热不退，患者要求服中药治疗。查：体温38.7℃，咽红肿，舌红苔薄黄，脉浮滑数。证属卫气同病，治当解表透邪，清气分之热。药用：柴胡24g，葛根18g，黄芩13g，生石膏60g，川羌13g，清半夏6g，金银花28g，大青叶28g，贯众13g，甘草13g，生姜5片为引，3剂。煎服方法同上。服1剂后体温降至37.5℃，继服1剂，热退病愈。

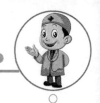

🌓 清热解毒汤（施今墨方）

【组成】金银花、连翘、野菊花、火炭母、葛根各 16g，板蓝根 28g，牛蒡子、桔梗各 11g，薄荷、防风、甘草各 9g。

【用法】每日 1 剂，水煎服，每日分 3 次。服药 2 天为 1 个疗程，一般服 2 个疗程，儿童用量酌减。

【功效】清热解毒。适用于流行性感冒。

【方解】流行性感冒属中医"四时感冒"范畴。清热解毒汤具有透表清热、利咽宣肺之功效，方中板蓝根、金银花、野菊花、连翘解毒清热，对流感病毒有较强的杀灭作用；牛蒡子、桔梗利咽泻肺；薄荷、防风祛风散邪；火炭母利湿清热，解毒凉血；葛根清热生津，用治外感湿滞尤为切合。全方外解表邪，内泻里热，清上泻下，寒温并用，临证稍事加减，即可灵活运用于各种证型。

【加减】暑湿稽留型：加滑石 28g；纳差者加白蔻仁、厚朴各 13g，薏苡仁 28g。风热犯表型：高热者加石膏 50g；咳嗽甚者加杏仁、前胡各 11g；咽喉肿痛者加玄参、夏枯草各 16g，玉蝴蝶 13g。风寒束表型：外寒里热者加荆芥 13g；鼻塞流涕者加苍耳子、辛夷花各 13g。

【验案】张某，24 岁，2000 年 2 月 10 日来医院就诊。患者高热、头痛 2 天。多次服感冒片未见好转。症见：发热无汗，体温 38.9℃，怕冷，畏寒，鼻塞流涕，咽痛头痛，伴声嘶，咳嗽痰少，舌边红，苔薄白。查：咽部充血，双侧扁桃体充血，二度肿大，脉浮数。证属风热犯表，治以疏风清热、止咳宣肺利咽，拟本方加减。处方：板蓝根 28g，金银花、连翘、野菊花、火炭母、葛根各 16g，牛蒡子、桔梗各 13g，薄荷、防风、杏仁各 13g，生石膏 50g。每日 1 剂，水煎服。药进 1 剂热退，2 剂诸症基本消失，唯见咳嗽痰少。守上方去薄荷、防风、葛根，加前胡、浙贝母各 11g。又服 5 剂，咳止症消而愈。

第二章

流行性感冒

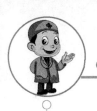

解表清热散（王白立方）

【组成】竹叶 6g，蝉蜕、白僵蚕、桔梗、荆芥、牛蒡子、黄芩各 13g，金银花 16g，生甘草 6g。

【用法】每日 1 剂，加水小火煎，头煎 30 分钟，二煎 20 分钟，两煎药液混合后分早、晚服。

【功效】适用于流行性感冒里热表寒之证。

【方解】流感表寒里热证选用《寒温条辨》解毒清热散为基础方加减治疗，取得了显著的临床效果。方中以蝉蜕、荆芥达邪疏风；桔梗、牛蒡子、白僵蚕、生甘草利咽散结；黄芩、竹叶、金银花清泻上炎之火。诸药合而有清热疏风宣肺之功效。

【加减】头痛、腰痛、肌肉关节痛加羌活、苏木、川芎，祛风散寒止痛；热甚咽干痛加麦冬、连翘、板蓝根、玄参，清润解毒；咳嗽咳痰甚加白前、紫菀、川贝母、百部，止咳化痰。大便秘结，身热不退，苔腻，脉滑实而数，可改服防风通圣散表里双解。

本方解表清热药有退热、抗病毒、抗病原微生物、增强机体免疫功能和消炎、改善微循环和凝血机制的作用，故表寒里热证应用本方治疗有很好的临床效果。

【验案】冯某，男，46 岁，工人。2003 年 12 月 25 日来医院就诊。患者恶寒发热、头痛头晕、咳痰咳嗽、咽干口渴两个月。患者于两个月前自觉发热恶寒，咽部干燥肿痛，全身酸痛，曾用 0.9% 氯化钠注射液加青霉素钠 800 万单位静脉滴注，每日 1 次，用药 8 日，并服中药 20 剂无效，遂来院就诊。刻诊：头痛恶寒，高热无汗，全身筋骨关节酸痛，夜不能寐，因恶寒而衣帽倍加，咳嗽咳痰，咽红干燥疼痛，舌红苔薄白，脉浮数。证属外寒里热。治则解表散寒，清热泻肺。药用：蝉蜕 13g，白僵蚕 3g，荆芥 13g，炒牛蒡子 13g，

呼吸系统病 传承老药方

黄芩13g，桔梗13g，竹叶6g，川芎13g，羌活13g，玄参13g，生甘草13g。每日1剂，加水文火煎，早、晚各服1次。2003年12月28日二诊，已不恶寒，衣服减少，筋骨已不酸痛，头痛腰痛明显减轻，咽不干，红赤略减，舌象正常，脉不数。余邪未尽，上方川芎、羌活各减量继服3剂。2004年1月2日复查，表邪已解，内火已清，体无不适，咽喉不红赤，咳止痰净，舌脉正常。

☯ 解肌散寒汤加味（张介眉方）

【组成】白芍9g，桂枝9g，炙甘草6g，生姜9g，大枣（擘）12枚，黄芪6g，知母18g，石膏48g，粳米18g。

【用法】浸泡方药约30分钟，先用大火煎药至沸腾。再用小火煎煮30分钟。每日分3次温服。

【功效】清里热，解肌散寒。适用于流行性感冒。

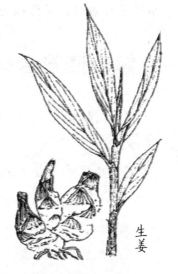

生姜

【方解】解肌散寒汤中桂枝发汗解肌，兼益中补气；白芍敛汗益营，兼缓急补中，与桂枝相配，既发汗又止汗，发汗不伤津，止汗不恋邪；生姜助桂枝散寒解表，并调脾理胃；石膏、知母，清热生津；黄芪固表益气；粳米、大枣、甘草，益气补中，养胃生津，并制约知母、石膏苦寒伤胃气。

【加减】若鼻塞者，加细辛、生姜、白芷、柴胡，以辛散通窍；若喷嚏者，加荆芥、防风、细辛、薄荷，以疏散风寒；若汗多者，加五味子、芡实、牡蛎，以固涩止汗；若咳嗽气喘者，加紫菀、款冬花、桑叶、菊花，以宣降肺气，止咳平喘等。

【验案】叶某，男，58岁，河北人。5个月前因患流感，经治疗流感症状仍未完全解除，时轻时重，曾肌内注射丙种球蛋白，也未取得满意效果。刻诊：微恶寒，低热，头微痛，咳嗽，全身酸痛，神疲乏力，汗出，口淡不渴，舌红，苔薄黄，脉浮或弱。辨为风寒夹热虚证，治当散寒解肌，兼清里热。用桂枝加黄芪汤与白虎汤合方加味：桂枝9g，白芍9g，炙甘草6g，生姜9g，大枣（擘）12枚，黄芪6g，知母18g，石膏48g，粳米18g，细辛13g，白芷11g，红参18g。6剂，水煎服，每日1剂。第二诊：诸症明显减轻，复以前方8剂。第三诊：诸症悉除，又以前方5剂，隔日1剂。第四诊：要求巩固治疗效果，又以前方5剂，仍隔日1剂。

☯ 解表清热合剂（夏中伟方）

【组成】紫苏子16g，荆芥13g，四季青28g，鸭跖草28g，大青叶28g。

【用法】每剂煎2次，先用冷水将药浸30分钟，煮沸后小火煎20分钟，每隔3~4小时服1次。发热高者1日服药2剂，分4次服。服药后多饮水，一般服药得汗后发热即可渐退。

【功效】清热解表。适用于上呼吸道炎症、流行性感冒。症见恶风发热，无汗，咽痛，舌苔薄黄或薄白，舌尖红，脉浮数。

【方解】方中紫苏子、荆芥辛温解表；辅以鸭跖草化痰止咳；大青叶、四季青清热解毒。诸药合用共奏辛温解表之功。

【加减】咽痛甚者加射干13g，白花蛇舌草28g；泛恶呕吐者加陈皮13g，制半夏13g；鼻塞流涕多者加辛夷6g，白芷6g；咳嗽者加前胡13g，桔梗6g，牛蒡子13g。

【验案】胡某，女，14岁。1997年4月18日来医院就诊。患者恶寒、发热、头痛、肌肉酸痛、四肢乏力2天。患者4月17日下午突感恶寒、发热，体温达39.3℃，伴剧烈头痛、恶心、咽痛、畏寒怕冷，曾多次服"感冒灵"、"速效伤风胶囊"无效。遂来就诊。症见：恶寒，发热（体温 39℃），伴咽痛，头痛，微咳，四肢酸痛，头身困倦，口干不欲饮，尿黄，大便调，舌质红，苔黄微浊，脉浮滑数。查体：心肺正常，咽充血（＋＋）。血常规：白细胞计数 $4.0 \times 10^9/L$，淋巴细胞比率 57％，中性粒细胞比率 46％。自诉就读学校有多例类似患者。中医诊断为：风温，证属风热夹湿，邪袭肺卫；西医诊断：流行性感冒。治以清热疏风解毒，宣表化湿泄卫。处以上方 3 剂，水煎，分 2 次温服。

服药 3 天后高热退，但仍时有低热，头痛、四肢酸痛消失，咽微痛，四肢乏力，口干，尿黄，舌边红，苔微黄。药已中病，上方加减服用 3 剂，热退身凉，无反复，诸症消失而痊愈。

☯ 疏风散邪散（王怀义方）

【组成】人参、桔梗、柴胡、甘草、川芎、茯苓、枳壳、前胡、羌活、独活、荆芥穗、防风各 3g。

【用法】研为粗末，每日 1 剂，用水 150ml，煎至 100ml，温服；或加薄荷叶 5 片。

【功效】消肿散邪，疏风解表。适用于普通感冒、流行性感冒。

【方解】流行性感冒为外感风寒湿邪，正气不足所致者，治则祛风除湿，佐以扶正益气。方中荆芥、防风、羌活、独活胜湿祛风，解表散邪，同为君药；柴胡、川芎、薄荷叶散邪疏风，共为臣药；佐以前胡、桔梗、枳壳、茯苓化湿理气，人参扶正健脾；使以甘草调和诸药。与治疗气虚感冒的人参败毒散相较，本方多荆芥、防风二药，故本方疏散风寒外邪的作用稍强。

【验案】金某，女，63 岁。就诊日期 1997 年 4 月 8 日。患感冒 3 周，发热，流涕鼻塞，咳嗽，咽干且痛，大便干结，小便正常。

脉浮微数，舌淡苔白黄腻。属感冒夹湿，治则疏解。用上方治疗。4月16日二诊：服上药8剂后，体温恢复正常，咳嗽已止，咽已不痛痒，鼻塞消失，流感遂好。

☯ 清化退热汤（朱文元方）

【组成】清豆卷13g，银柴胡13g，羌活、独活各5g，前胡13g，甘露消毒丹（包煎）15～28g。

【用法】每日1剂，水煎取汁分2次服。

【功效】清热解毒，解表疏风。适用于发热而恶寒不甚、脉浮数或浮滑、苔薄微黄之流行性感冒的风热型。

【方解】清化退热汤中银柴胡退热清化，清豆卷退热解表，羌活、独活发散风寒，前胡宣散风热，甘露消毒丹解毒清热。

【加减】临床可随症加减运用。

【验案】朱某，女，58岁，1982年11月6日来医院就诊。患者发热已2天，体温39.2℃，畏寒头痛，咳嗽，四肢酸楚，口干欲饮，胸闷心烦，夜寐梦扰，二便调，脉浮兼滑，苔薄而腻。白细胞计数为$22.8×10^9$/L，中性粒细胞86%，淋巴细胞14%。证属风热外袭，表卫失和，治拟解表清化。银柴胡13g，清豆卷13g，羌活、独活各5g，前胡13g，甘露消毒丹（包）18g，藿香梗9g，金银花、连翘各13g，炙甘草13g，炒谷芽、炒麦芽各13g，焦山楂肉13g。水煎服，3剂。药后身热即退，头痛肢楚亦平，3天后再诊，体温36.9℃，白细胞计数$5.3×10^9$/L，脉症正常。

☯ 疏散风热汤（李寿山方）

【组成】蝉蜕6～13g，桑叶11g，金银花16g，连翘11g，桔梗11g，前胡11g，薄荷6g，芦根16g，甘草3g。

【用法】水煎服。每日 1 剂，每剂服第 1 次药汁后，盖被捂汗。

【功效】疏风清热，辛凉达表。适用于流行性感冒。

【方解】疏散风热汤中桑叶、蝉蜕、薄荷凉散轻清，宣肺气之郁遏，疏卫腠之闭塞；金银花甘寒质轻，其气芳香，既能解毒清热，又可宣散热邪；连翘辛苦性寒，质轻升浮，解毒清热，且能达表；前胡辛苦性凉，疏散风热，化痰清肺；桔梗、甘草止咳化痰，清利咽喉；芦根清热生津。方药合用，辛凉达表，疏风清热。

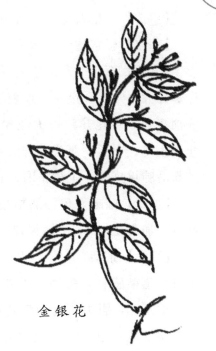

金银花

【加减】伴鼻出血者，加白茅根 11g、藕节炭 13g，清热止血。表邪重者，加荆芥 6g，疏风解表。口渴甚者，加天花粉 11g，清热生津，却不遏邪。

【验案】冯某，男，46 岁。患流感 5 日，恶寒发热，咳嗽，头痛，胸闷。血常规：白细胞计数 $3.5×10^9/L$；白细胞分类无异常。胸部透视无异常。在院外注射青霉素、庆大霉素不见疗效。高热持续在 38.9℃左右，烦躁不安，呻吟不已。医者曾怀疑为伤寒，嘱住院检查，病者不愿，遂来中医科求治。诊脉小数，舌苔白腻。外证未罢，里热内蕴，急投疏散风热汤。3 剂汗出热退，再剂病愈。

☯ 石膏二青汤（于己百方）

【组成】大青叶 16g，生石膏 15～28g，青蒿 6～13g，金银花 16g，连翘 11g，鲜竹茹 16g，天花粉 11g，芦根 16g，薄荷 5g，甘草 3g。

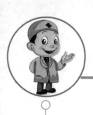

【用法】煎生石膏、竹茹 20 分钟，再入余药同煎。微温服。

【功效】轻宣透邪，清热祛烦。适用于流行性感冒。

【方解】石膏二青汤中生石膏辛甘而寒，清气分之热，且能解肌透邪；大青叶、金银花、连翘解毒清热，走表达邪；竹茹甘淡微寒，除烦清热，且化热痰；天花粉性味苦微甘，性寒多汁，除烦清热，止渴生津；青蒿、薄荷辛苦微寒，其气芳香，发汗解肌，透邪外出；芦根清肺胃热邪，生津止渴；甘草清养胃气，调和诸药。

【加减】咳嗽痰黄，加桔梗 11g、浙贝母 13g，清热化痰。头痛甚者，加菊花 13g，疏散风热，清利头目。

【验案】张某，女，39 岁。2006 年 7 月 28 日来医院就诊。述两个月前感染感冒，头痛，畏寒，发热，流涕咳嗽，经治诸症已愈，唯咳嗽不止，服中西药治疗效均不显。现咳嗽，无痰，遇寒冷空气或刺激气体咳嗽加重，夜间咳重，口干，舌质红，苔薄白，脉弦。血常规、尿常规检查正常。胸透示：两肺纹理增多。西医诊断为上呼吸道感染，中医辨为流行性感冒，证属外邪郁肺，肺气失宣，化燥伤阴。治当疏达气机，祛邪宣肺，清热润燥。处以石膏二青汤，服药 3 剂后，咳嗽顿消。

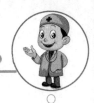

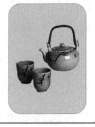

☯ 止嗽化痰散（张素元方）

【组成】甘草360g，桔梗、荆芥、紫菀、百部、白前各1000g，陈皮500g。

【用法】将药研为细末。每服9g，食后、临卧温开水调下；初感风寒，生姜汤调下。

【功效】疏表宣肺，止咳化痰。适用于外感风邪之咳嗽。

【方解】止嗽化痰散中紫菀、白前、百部化痰止咳，治咳嗽不分新久，皆可取效；以桔梗、陈皮宣降肺气，消痰止咳；荆芥解表祛风，甘草补中调和诸药，两者与桔梗配合，更能清利咽喉。诸药合用，温润和平，不寒不热，既无攻击过当之虞，又有启门驱贼之势，是以客邪易散，肺气安宁。

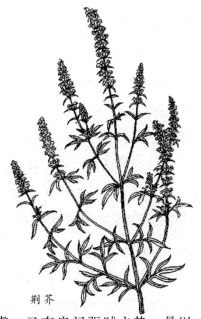

荆芥

【验案】牛某，男，50岁。患者3天前受凉后咳嗽，咳稀白痰。伴胸闷气急，咽痒不适，全身酸痛，四肢无力，遇冷加重。既往曾患慢性支气管炎5年余。查：咽部充血，双侧扁桃体无肿大。舌淡红，苔薄白腻，脉浮紧。听诊：双肺呼吸音粗，未闻及干湿啰音。X线胸透示，双肺纹理增粗、紊乱。血常规化验一切正常。西医诊断：慢性支气管炎急性发作。中医诊断：风寒咳嗽。治则疏风宣肺散寒，降气止咳化痰。服完5日后，咳嗽明显减少，痰量明显减轻。继用5剂，诸症消失，双肺听诊及X线检查均恢复正常，病告痊愈，随访1年未复发。

☯ 清肺和胃饮（马骏方）

【组成】荆芥9g，麻黄（后下）4.5g，前胡6g，杏仁9g，浙贝母9g，桔梗4.5g，炒竹茹4.5g。

【用法】用水浸过药面约30min，再加水煎沸20min左右，再放入麻黄煎5～8min，头煎取汁大半碗（120～150ml），接着加水适量熬二煎，取汁半碗（80～100ml），把两煎药液混合，备用。每日1剂，按年龄可分3次、4次、5次服完。

【功效】清肺和胃，宣表达邪。用于久咳不止。

【方解】清肺和胃饮中麻黄、荆芥、前胡达邪疏表；杏仁、浙贝母化痰理气；桔梗止嗽宣肺；竹茹和胃清热，使邪去痰消，肺清胃和，咳嗽自平。

【加减】如痰多作呕加半夏6g、胆南星4.5g；如腹胀便结，加炙鸡内金16g、煨葛根9g；如惊惕少寐加钩藤9g、灯芯草1.5g；如呕吐乳食加炒麦芽9g、连皮生姜2片。如口渴心烦，加石膏16g、桑白皮9g，麻黄改用炙麻黄；如咽红、乳蛾肿痛，加牛蒡9g、连翘

9g，麻黄改用蜜炙麻黄；如小便黄、夜寐不安，加茯苓 9g、通草 5g；如纳差便闭，加六曲 11g、砂仁 3g，枳壳改用枳实。平时宜保暖、淡食，少吃糖果、零食，多喝开水。

【验案】方某，男，9 岁。1987 年 6 月 22 日来医院就诊。患者有气管炎史 1 年，咳嗽反复发作，今感外寒、身热 4 天，无汗，体温 38.9℃之间，鼻流清涕，咳嗽不爽，喉间痰鸣，咳吐不易，纳差便结，夜寐不宁，苔白腻，脉浮滑数，给服宁嗽饮加紫苏子、紫苏叶各 9g，焦山楂 11g。服药 2 剂，汗出热解，咳嗽较畅，黏痰渐少，纳谷稍思，大便亦通，舌苔白腻已化，脉小滑数。上方去荆芥、紫苏叶，加胆南星 5g、白前 9g，麻黄改用炙麻黄，枳壳改用枳实。又服 2 剂后，咳平痰少，纳佳便调，随症加减，诸恙悉除。

【按语】本方为自拟经验方，以三拗汤、止嗽散合方加减组成。对小儿急性气管炎、哮喘性气管炎有明显疗效。适用于咳嗽不扬，痰白稀或稠黄，喉间痰黏有哮鸣音，喉痒作呛伴有鼻塞流涕，发热形寒，苔白或黄腻，脉浮滑数等证者。

生津润燥汤（刘赤选方）

【组成】麦冬、天花粉、玉竹、冬桑叶、生白扁豆、杏仁、浙贝母各 15 g，北沙参 28g，甘草 6g。

【用法】将药物浸泡 30 分钟，再用小火煎 30 分钟，每剂煎 2 次，将 2 次煎出药液混合，早、晚各服 1 次，每日 1 剂。

【功效】清肺胃之热，滋肺胃之阴。用于长久咳嗽。

【方解】生津润燥汤原为吴鞠通治疗"秋燥"肺胃阴伤之方剂。加杏仁、浙贝母，以治肺胃阴伤之干咳，症见干咳痰少，口干咽干，或痰不易咳出，舌红苔薄黄或白腻少苔，脉略数。由于胃津伤，则

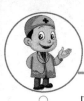

口干津燥；肺津伤则干咳不已。本病虽症见于肺，而其源实本于胃，胃阴不足，则肺津不继，故以沙参、麦冬清肺养胃；玉竹、天花粉育津解渴；白扁豆、甘草培中益气；冬桑叶轻宣燥热；佐以杏仁、浙贝母助津化痰止咳，共奏清肺养胃，生津润燥之功。

【加减】伴有外感者加葛根、连翘、生姜、白芷等，以解表邪。

【验案】牛某，男，33 岁。患者干咳少痰 10 天，伴有口干咽燥，口渴小饮，10 天前有感冒，曾用庆大霉素肌内注射，口服"必嗽平"及中药止咳药 4 日，均效果不佳，近日咳重，胸痛，尿遗。透视双肺下叶纹理较粗，血白细胞正常，脉略数，舌红，苔少。证属肺胃双虚，干咳不已。治拟滋肺胃之阴，清肺胃之热，方用沙参、麦冬加杏仁、贝母汤，服 3 剂后，诸症大减，又服 5 剂痊愈。

☯ 清肝肃肺汤加减（杨白弗方）

【组成】干姜 4g，柴胡、前胡各 8g，桂枝 6g，黄芩 13g，生牡蛎 28g，天花粉 13g，炙甘草 5g，茯苓 11g，苍术、白术各 13g，细辛 3g，陈皮 6g，白僵蚕 13g。

【用法】水煎服。每日 1 剂，早、晚分服。

【功效】健脾化饮，清肝肃肺。适用于咳嗽。

【方解】方中干姜辛辣芳香，温中解表；柴胡、细辛解表利湿，可治咳喘；桂枝、黄芩协同平喘利湿；前胡、茯苓解热清肺；白术、天花粉健脾化湿；陈皮、生牡蛎、白僵蚕和胃气，生津；甘草调和诸药；综合本方诸药的配伍，对疫毒火邪，充斥内外，气血两燔的证候，确为有效的良方。

【验案】史某，女，60 岁，2007 年 6 月 30 日来医院就诊。患者反复咳嗽 3 个月余，曾口服、静脉滴注抗生素及止咳药效果不佳，现咳痰、痰质稀如水样，咽痛，夜间咳甚，两胁胀。口干口甜，大便偏稀，舌质黯红、苔薄黄腻，脉细。患者形体较胖，咽干充血，肺部未闻及干、湿啰音。X线胸片示：肺纹理增多。辨为脾虚夹饮，肝气失调。治以清肝养肺，健脾化饮。用上方10剂，10日后复诊，诉咳痰、咳嗽、胁痛诸症均已显著减轻，口甜已除，苔腻渐化。后以原方加南沙参16g继服10剂后咳愈。

【按语】此例患者乃脾阳已亏，运化失司，寒饮内生，故见"形胖、痰稀如水、便溏、口甜、脉细"之象，因久咳伤肺，阴津不足，肺失润养，郁久易于热化，故见咽痛、口干、舌红苔黄之症；因邪入真阳，枢机不转，不通则痛，故有两胁胀痛、脉弦；本证既有阴液匮乏，又有寒饮之邪结，故咳嗽反复不息，且以夜间咳甚。抓住太少合病、寒热错杂、饮留阴亏之特征，果敢运用柴胡桂枝干姜汤加减化裁以和解太少，因虑脾虚饮甚，故加用苍术、茯苓、白术、陈皮等加强健脾祛痰化饮之力。因久咳肺伤，邪伏咽喉，故加白僵蚕等利咽，后加南沙参润肺。药证相符，故久咳获愈。

☯ 止咳利咽散（王生义方）

【组成】桔梗13g，紫苏梗6g，杏仁13g，前胡13g，陈皮13g，法半夏13g，茯苓11g，炙甘草13g，薄荷（后下）5g，炙桑皮11g，炙紫菀13g，白前13g，炙百部13g，荆芥5g，酒黄芩3g。

【用法】水煎服，每日1剂，每日分3次服。

【功效】润燥宣肺，止咳利咽。用于秋季受凉长咳。

【方解】止咳利咽散中荆芥解表清热，甘草、桔梗上开肺气，杏仁、前胡下降肺气，肺得清肃，喉塞即可宣通，咳嗽亦可止；半夏、陈皮、茯苓合酒黄芩清热化痰，薄荷配炙桑皮清肺热而止咳化痰，再加入炙紫菀、白前、炙百部等止咳化痰之品，使肺气得以宣降，黄痰可以祛除，咳嗽得以痊愈。

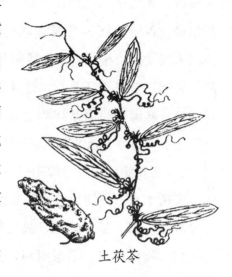

土茯苓

【验案】冯某，男，31岁。2006年9月9日来医院就诊。两个月前因外感后出现咳嗽，自服抗生素、止咳药疗效不满意。现发憋，咳痰色黄，咽干咽痛，食欲差，二便少，舌红苔白，脉缓。中医诊断：燥伤肺气，肺失宣降。给予止咳利咽散7剂。

第二诊：咳嗽减轻，时咳痰，胸闷，口干，舌红，苔白，脉滑。前方去炙百部、荆芥、酒黄芩，加芦根16g，仍服10剂，病愈。

【按语】此病例为秋燥咳嗽，立秋刚过，秋燥气盛，燥邪犯肺，肺失宣降上逆作咳，并憋气；燥邪耗气伤阴，患者病在喉为肺系，失去阴津濡养则咽干咽痛；燥热伤肺故咳吐黄痰。

☯ 和解少阳汤加减（张德喜方）

【组成】黄芩11g，柴胡、法半夏各13g，太子参、款冬花、射干、白蒺藜、前胡、瓜蒌皮各15g，甘草6g。

【用法】水煎服。每日1剂，分2次服，早、晚服。

【功效】宣肺止咳，和解少阳。用于感冒后久咳。

【方解】中医认为，感冒后久咳多为邪客少阳之证。针对其感冒后的久咳，制订以和解少阳汤加减治疗。和解少阳汤中柴胡为少阳专药，轻清升散，透表疏邪；黄芩苦寒，善清少阳相火，配合柴胡，一散一清，共解少阳之邪；半夏化痰降逆消痞，辅助柴胡、黄芩攻邪之用；太子参、甘草，益胃补气，生津补液，和营卫，既扶正祛邪，又实里而防邪入。诸药合用，以祛邪为主，兼顾正气，以少阳为主，兼和胃气。

【验案】杨某，女，42岁，2007年4月10日就诊。患者3个月前回东北老家过年，受寒受凉感冒，高热，38.9℃，头痛、恶寒、全身酸痛，咳嗽气促，痰稀，量多。自服葱姜汤、"泰诺感冒片"、阿莫西林等药，并蒙被捂汗后稍缓解，仍恶寒，但无发热，伴有头身疼痛，咳嗽气促，咽痒即咳。返回广州后即在人民医院静脉滴注头孢拉定，口服"日夜百服宁"、罗红霉素、止咳糖浆等治疗后，诸症显著缓解，但咳嗽仍无缓解而求治于中医。诊见：咽痒、咳嗽，痰不多、色白难出，夜间咳嗽明显，影响睡眠。舌淡黯红、苔薄白，脉弦细。血常规、胸部X线片检查无异常。证属邪客少阳，肺失宣肃。治则少阳和解，止咳宣肺。服药上方5剂后咽痒、气逆好转，夜间咳嗽显著减轻。续服5剂后咳嗽、咽痒、痰滞感消失，经观察半月后诸症未再发作，痊愈。

☯ 宣肺通窍汤（夏锦堂方）

【组成】杏仁、半夏、红花、茯苓各13g，炙麻黄3g，射干、刺蒺藜、前胡、苍耳子、蝉蜕、僵蚕、枇杷叶各16g，板蓝根18g。

【用法】水煎服，每日1剂，每日分3次服，3日为1个疗程。

【功效】化瘀利咽止咳，祛风宣肺通窍。用于各种咳嗽。

【方解】宣肺通窍汤中麻黄、杏仁、前胡宣肺止咳化痰，苍耳子通肺利窍，刺蒺藜、射干、红花、僵蚕、蝉蜕、板蓝根有利咽喉、化瘀活血、疏风止痒之功，而麻黄与僵蚕相伍，散风寒散风热，半夏、茯苓、枇杷叶止咳化痰。诸药合用，共奏宣肺祛风通窍，化瘀利咽止咳之效。宣肺通窍汤实为一个综合性治疗外感咳嗽的汤剂，可用于四时感冒引起的各型咳嗽，尤其是咽痒咳嗽效果最好，故不论何种类型咳嗽，但见咽痒而咳者，均可放胆应用。可起到一方多用之效。

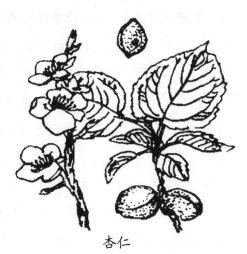

杏仁

【加减】夜咳甚，加桑白皮28g；鼻塞流涕严重，加辛夷16g；咳黄痰，加连翘16g，浙贝母16g；咽干痛，加玄参16g。

【验案】李某，男，64岁。患者因近几天感冒，自服抗生素等药，疗效不满意，现来我处就诊。轻微恶寒，鼻塞流涕，咽干咽痛，咽痒咳嗽频作，早、晚尤甚，吐白色泡沫黏痰。伴声音嘶哑，舌质红，苔薄白，脉浮微滑。X线胸透无异常，血白细胞计数正常，辨证：外感咳嗽（风寒型）。此乃邪入肺卫，肺失宣肃而致。治以：宣肺祛风通窍，利咽化瘀止咳。方用宣肺通窍汤：炙麻黄3g，杏仁、半夏、红花、茯苓各13g，射干、刺蒺藜、前胡、苍耳子、蝉蜕、僵蚕、枇杷叶各16g，板蓝根18g，桑白皮28g，6剂。水煎服，每日1剂，每日3次。5剂药后感冒咳嗽痊愈。

☯ 辛温润肺汤（郭士魁方）

【组成】白芍18g，桂枝13g，桔梗6g，橘红11g，荆芥9g，炙紫菀13g，炙百部16g，炙麻黄9g，杏仁13g，木蝴蝶11g，炙甘草6g，生姜3片。

【用法】水煎前用冷水浸泡30分钟，煮沸后用小火再煎15分钟

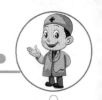

即可，分 2 次温服，每日 1 剂。忌生冷、油腻。

【功效】辛温润肺，利咽止咳，宣散外邪。用于久咳。

【方解】辛温润肺汤中麻黄、杏仁和甘草乃三拗汤，可疏散外邪，益肺利咽止咳；桂枝汤则外能解肌和营，内能化气调阴阳，从整体上调节机体功能；且桂枝性味辛温助阳，对寒证咳嗽疗效极好；白芍、甘草酸甘化阴，舒缓肺气，减少支气管平滑肌痉挛；加桔梗、百部、紫菀、橘红开宣肺气，止咳化痰；荆芥解表发汗，木蝴蝶利咽宣肺。诸药合用，辛温润肺，宣散外邪，利咽止咳，对外感干咳颇有效验。

【加减】咳引胸痛加郁金 13g，桃仁 5g；气紧呛咳、胸闷，加川厚朴 13g，旋覆花（包煎）13g；舌红苔黄，加桑叶、连翘各 13g。病久咽干明显，加北沙参 11g，五味子 6g；夜间咳甚，加当归 16g；咳则汗出，加黄芪 16g，太子参 13g；久咳，加仙鹤草 28g；声嘶、频咳，加枇杷叶 13g，蝉蜕 13g。

【验案】朱某，女，43 岁。咳嗽两个月余，咽痒咽痛，痰少难咳，夜间咳甚，有时胸闷，饮食、二便均正常。两个月来一直服用抗生素及止咳糖浆等，未见好转。诊见干咳，舌淡红，苔白，脉弦。X 线检查未见明显异常。治则疏风散邪，宣肃肺气。处方：桂枝 13g，白芍 18g，桔梗 13g，荆芥 13g，炙紫菀 13g，橘红 11g，炙百部 16g，炙麻黄 9g，当归 16g，杏仁 13g，木蝴蝶 16g，旋覆花（包煎）13g，炙甘草 6g，水煎服。服上方 3 剂咳嗽大减，又服 3 剂而愈。

【按语】咳嗽发病原因以外感居多，外感风寒居多。肺主气司呼吸，为娇脏，最容易受风寒侵袭，使肺失宣肃，无力驱邪外出，致使病情缠绵。本方用药宜轻灵，宣散外邪，恢复肺之宣肃之职。

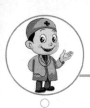

☯ 降气化痰汤（陈景河方）

【组成】鱼腥草（后下）16g，金荞麦18g，白花蛇舌草18g，天浆壳11g，化橘红6g，苍耳子、枇杷叶（去毛，包）各13g，生甘草5g。

【用法】水煎服，每日1剂，每日分3次温服。

【功效】适用于支气管炎、风热流感，肺炎久咳而偏于痰热者。有清肺、化痰、定咳退热之效。尤对风温（肺炎）咳嗽、发热、痰多、痰黏稠或黄脓痰、苔微黄、口渴欲饮、脉数者有速效。

【方解】降气化痰汤是自拟止咳效方，对痰热入肺之久咳、痰多，或痰黏阻滞、咳唾不爽之证，较为合拍。方中金荞麦性味甘寒，略苦涩，可解毒清热，清化热痰，祛瘀活血，与鱼腥草配伍，清化痰热而利湿，痰消则久咳自止；白花蛇舌草清热化痰，而分利湿热；天浆壳味咸性平，能化痰软坚而止咳平喘；枇杷叶微苦辛，清肺和胃，降气化痰，气下则火降痰顺；苍耳子祛湿升阳通督脉；橘红化痰；甘草止咳润肺而调和诸药。全方共奏清肺降气、止咳化痰之功效。

【加减】腮肿目赤，高热咽喉肿痛，加蝉衣、僵蚕；恶寒者加炙麻黄3g；高热便秘者加牛蒡子或生大黄、乌柏；咳喘甚者加葶苈子、桑白皮。

【验案】余某，女，60岁。咳嗽缠绵1个月，多次服中西药未愈，咳呛胸痛，口干喜饮，纳食不香，痰多黏稠，咳黄脓痰，舌红苔黄腻，脉弦细。诊为痰热蕴肺，外感误治，投本方，服5剂，咳止痰净，诸症如失。

呼吸系统病 传承老药方

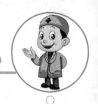

疏散风寒散加减（江尔逊方）

【组成】制半夏 13g，旋覆花 13g，麻黄 13g，白芍 11g，生甘草 5g，杏仁 13g，白芥子 13g，桔梗 13g，前胡 13g。

【用法】每日 1 剂，水煎服，每日分早、晚 2 次服用。

【功效】适用于肺气不宣，外感风寒，咳嗽咽痒，痰少难咳，缠绵不愈之证。

【方解】疏散风寒散为四川名医江尔逊老先生的经验方。根据《医学从众录》中止咳"轻则六安煎，重则金沸草散"制成。方中主药金沸草是旋覆花的茎、叶，近代多用其花。方中旋覆花味辛，辛者能散能横行，而能宣散肺气达于皮毛，而诸花皆升，旋覆花独降，肃肺降气，豁痰蠲饮，一宣一降，恢复肺适用于节之权；其味咸，咸者入肾，而能纳气下行以归根，

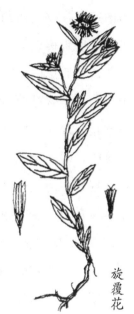

旋覆花

使胃中的痰涎或水饮息息下行以从浊道出，不复上逆犯肺；白芍配甘草为"芍药甘草汤"，酸甘化阴，能滋肺养津，舒缓肺气而解除支气管平滑肌的痉挛，此三味为方中不可挪移之品。随症合用六安煎（二陈汤加杏仁、白芥子）和桔梗甘草汤，共奏疏散风寒、肃肺化痰之功。

【加减】发热、恶风、自汗，加桂枝、厚朴；久咳不止，加百部、紫菀、枇杷叶；体虚、易感冒，加黄芪、白术；如乍寒乍热，加柴胡、木贝龙、黄芩；高热气喘，加麻黄、生石膏；发热、咽痛，加金银花、板蓝根、连翘、射干；痰多黏稠，加浙贝母、半夏、瓜

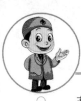

蒌仁；哮喘、痰鸣，加紫苏子、葶苈子；痰涎清稀、头眩、心下满，加桂枝、白术；脾虚、食少或便溏，加党参、白术。

【验案】李某，女，29 岁，1993 年 11 月 13 日来医院就诊。患者 5 个月前因淋雨受寒，出现鼻塞，头痛，恶寒，周身酸痛，咳嗽痰多，服荆防败毒散合杏苏散 2 剂，诸症有所减轻，唯咳嗽不减。为图速效，改用西药，口服"氯化铵合剂、病毒灵、麦迪霉素"，又肌内注射青霉素 5 天不效，复配合输液 7 天，亦少效。不得已复用中药，先后更医 4 人，服药 15 余剂，大多为化痰止咳之品，并配服中成药如止咳祛痰冲剂、蛇胆川贝液、痰咳净、鲜竹沥等，仍然咳嗽不止。现症：咳嗽频频，咽喉发痒，早、晚尤甚，稍感气紧，痰少难咳，时而呛咳；舌质偏淡，苔白、中根部略厚，脉细带滑。查血常规、胸透及拍片均未见异常。辨证属风邪恋肺、肺失宣肃之象，予疏风散寒、宣肃肺气之疏散风寒散加减。药用旋覆花（包煎）13g，法半夏 13g，白芍 11g，生甘草 5g，杏仁 13g，白芥子 13g，桔梗 13g，前胡 13g，荆芥 13g，紫苏叶 13g。水煎温服，2 剂。

第二诊：咽痒消失，咳嗽大减，咳痰爽利。上方合止嗽散加减：旋覆花 13g（包煎），白芍 11g，生甘草 5g，荆芥 13g，杏仁 13g，炙紫菀 16g，桔梗 13g，前胡 13g，炙百部 13g，仙鹤草 28g。3 剂。

第三诊：白天已不咳嗽，唯夜间偶尔咳几声。转用民间验方"止咳十一味"善后。

☯ 温肺降逆汤（许鑫梅方）

【组成】白芍 9g，麻黄 9g，细辛 9g，干姜 9g，炙甘草 9g，桂枝 9g，五味子 11g，半夏 11g，人参 13g，白术 13g，茯苓 13g。

【用法】用水浸泡方药约 30 分钟，然后用大火煎药至沸腾，再

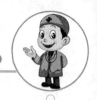

以小火煎 30 分钟。温服，每日分 3 次服用。

【功效】益气解毒，温肺降逆。适用于久咳不已。

【方解】温肺降逆汤中麻黄散寒温肺，宣肺平喘；桂枝温肺化饮；人参、白术健脾益气，杜绝痰生之源；半夏温肺降肺，化饮止咳，利湿醒脾，断绝饮生之源；细辛、干姜散寒温肺，温阳化饮；茯苓渗痰利湿；五味子收敛肺气，并制温热药散寒化饮而不损伤阴津；白芍补血敛阴，既能滋荣营气，又能利饮利水；甘草补肺益气，兼防辛散药伤气。

【加减】若胸满者，加厚朴、香附、枳实，以行气下气；若咳嗽者，加白前、百部，以宣降肺气止咳；若气虚者，加黄芪、党参、山药，以益气补虚；若咳痰不利者，加天南星、川贝母、桔梗，以燥湿化痰利咽等。

☯ 温肺清热汤（李永成方）

【组成】白芍 9g，麻黄 9g，细辛 9g，干姜 9g，炙甘草 9g，桂枝 9g，五味子 11g，半夏 11g，丹参 24g，知母 18g，石膏 48g，粳米 18g。

【用法】用水浸泡方药约 30 分钟，再用大火煎药至沸腾改小火煎煮 30 分钟。温服，每日分 3 次服用。

【功效】散寒温肺，兼清肺热。用于寒性久咳。

【方解】温肺清热汤中麻黄散寒温肺，平喘宣肺；桂枝温肺化饮；石膏、知母、丹参，清泻肺中夹热；半夏润肺温肺，止咳化饮，醒脾燥湿，杜绝饮生之源；干姜散寒温肺，温阳化饮；细辛化饮温阳，既助麻黄、桂枝发汗解表，又助半夏、干姜化饮温肺；五味子收敛肺气，并制温热药散寒化饮而不损伤阴津；白芍敛阴补血，既能滋荣营气，又能利饮利水；粳米、甘草补益肺气，兼防辛散药伤气。

【加减】若痰稀色白者，加天南星、川贝母、前胡，以温化寒痰；若大便溏泻者，加人参、山药、白术，以健脾益气；若痰黄稠者，加黄芩、半夏、胆南星，以清热化痰；若鼻塞者，加冰片、苍耳子、川芎，以辛散通窍等。

【验案】徐某，男，42岁，河北人。3个月前因受寒出现阵发性剧烈性咳嗽，每次咳嗽至少20余声，西医诊断为百日咳，经口服及静脉用药，均不见疗效。刻诊：患者咳嗽剧烈，咳声嘶哑重浊，遇寒加重，食凉加重，痰黄黏稠，口干喜饮水，舌红，苔黄，或苔薄白，脉沉略数。辨为寒毒夹热证，治当散寒温肺，兼清肺热。用小青龙汤、紫参汤与白虎汤合方：麻黄9g，白芍9g，细辛9g，干姜9g，炙甘草9g，桂枝9g，五味子11g，姜半夏11g，丹参24g，知母18g，石膏48g，粳米18g。6剂，水煎服，每日1剂。第二诊：咳嗽明显好转，复以前方6剂。第三诊：诸症悉除，为了巩固疗效，又以前方3剂。百日咳痊愈。

☯ 清咽利肺饮（赵清理方）

【组成】麦冬13g，北沙参13g，苦桔梗13g，丝瓜络6g，板蓝根13g，生、炙甘草各5g，玉竹13g，马勃5g，玄参6g，生地黄13g，薄荷5g，连翘13g，茯苓13g。

【用法】7剂为1个疗程，每日1剂，水煎服，每日分2次服。

【功效】清热养阴，利咽止咳。用于久咳不止。

【方解】清咽利肺饮中用沙参、麦冬益胃补气；玄参、生地黄增液生津；连翘、板蓝根解毒清热；马勃、薄荷、丝瓜络利肺清咽；生甘草、桔梗相配组成桔梗汤宣肺解毒，泻火利咽，治疗咽喉之疾；炙甘草健运补中，调和诸药而收功。

【验案】方某，女，23岁。2006年8月12日来医院就诊。患者咳嗽3个月。平素喜食冷凉、甘甜、辛辣之品。近3个月食生冷后出现咽部不适，咽痒作咳，痰少，曾到多家医院就诊，诊断为"咽喉炎"，多次用抗生素效果不佳。现仍咳嗽，咽痒，痰少，大小便调，纳食可，咽略红，扁桃体不大。听诊：双肺呼吸音清。舌淡，脉缓。患者平素多食寒凉之品则伤肺气，多食辛辣之品易生火生热之邪，上蒸咽喉，熏灼肺脏，炼津液为痰。由于饮食偏好，使脾脏健运失常，饮食不能转为精微，反而酿成痰浊，阻塞气道，使肺失宣肃出现咳嗽。诊断为咳嗽。证属火郁伤津，肺窍不利。用本方调和肺气入手，利咽泻火。

第二诊：患者药后咽痒减轻，咳嗽好转，无痰，舌苔薄白，脉缓平，食欲稍差。前方再进10剂而病愈。

☯ 养阴生津汤（刘祖贻方）

【组成】金银花10～28g，石膏20～50g，柴胡、杏仁、桔梗、麦冬、生地黄、菊花各13g，黄芩、芦根、桑白皮各11g，大黄、薄荷、甘草各6g，炙麻黄3～6g。

【用法】每日1剂，水煎服，每日2或3次。7日为1个疗程。

【功效】清泻肺热，辛凉解表，止咳宣肺，养阴生津。适用于久咳。

【方解】中医认为肺热咳嗽多由脏腑阴阳失调，正气内虚，感受六淫邪气，肺失肃降所致。养阴生津汤中金银花、柴胡、黄芩、石膏、大黄清肺热，泻肺火；芦根、麦冬、生地黄生津清热，益胃养阴；炙麻黄、杏仁、桑白皮、桔梗、甘草止咳宣肺；菊花、薄荷清热疏风；芦根与桔梗还能引药上行；柴胡与黄芩具有和解少阳的作用。诸药共奏解表辛凉，清泻肺热，止咳宣肺，生津养阴之功效，

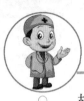

故能收到满意疗效。

【加减】身热烦渴，咳嗽气粗，痰多黏稠，胸闷胸痒，脉滑数者，加赤芍、瓜蒌、郁金、生地榆、玄参各13g；身热午后为甚，心烦，口渴多饮，腹满便秘，舌苔灰黑而燥，脉滑数者，加玄参、沙参、天花粉各11g。若兼见恶风，上腹痛，鼻塞，流黄涕，咽痛，咽红者，加板蓝根10～28g，马勃6g，山豆根9g；微恶风寒，咽痛，咳声嘶哑者，加玄参、浙贝母、瓜蒌壳各13g，马勃6g；干咳少痰，咳痰不爽，鼻咽干燥，舌苔薄黄少津者，加沙参、梨皮各10～18g，栀子、浙贝母各13g。

【验案】陈某，女，38岁。3天前因感受风寒，发热（体温38℃），精神不振，咳吐黄痰，在家中自服桑菊感冒片、速效伤风胶囊和螺旋霉素。体温38℃，咳嗽气粗，痰多黄稠，口渴喜饮，小便黄，大便干结，舌红苔黄，脉数。两肺听诊呼吸音粗糙，有散在干啰音，化验检查：白细胞计数9×10^9/L，中性粒细胞85％，淋巴细胞15％；胸部X线片见两肺纹理增粗。西医诊断为急性气管-支气管炎。中医诊断为肺热咳嗽。治则清泄肺热，止咳宣肺，生津养阴。药用本方：金银花18g，柴胡、黄芩、杏仁、桔梗、芦根、麦冬、生地黄、玄参、菊花各13g，炙麻黄、大黄、薄荷各6g，桑白皮11g，板蓝根、石膏各28g，甘草6g。4剂，每日2剂，水煎分4次服。服药2日后，体温降至36.8℃，大便已通，咳嗽气粗、口渴、痰黄稠等症明显减轻，继用原方3剂，每日1剂，水煎分2次服，药后诸症悉除，白细胞总数及分类计数正常。

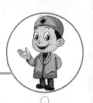

第四章 慢性鼻炎

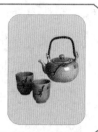

☯ 辛温通窍饮（刘燕池方）

【组成】白芍 9g，桂枝 9g，生姜 9g，大枣 12 枚，黄芪 16g，白术 16g，防风 3g，辛夷 11g，薄荷（后下）11g，川芎 13g，生甘草 13g。

【用法】用水浸泡方药约 30 分钟，然后用大火煎药至沸腾，再以小火煎煮 30 分钟，薄荷（后下）煎煮 15 分钟。每日分 3 次温服。

【功效】益气散寒，辛温通窍。适用于慢性鼻炎。

【方解】辛温通窍饮中桂枝散寒辛温，通达鼻窍；白芍收敛营阴，缓急止涕；生姜、防风助桂枝通窍散寒；黄芪固表益气；白术益气健脾；辛夷开窍散寒；薄荷辛凉通窍；川芎行气理血；大枣、生甘草和中益气，兼防辛散药伤气。

【加减】若鼻痒甚者，加荆芥、苍耳子、以疏风止痒；若头痛者，加细辛、葱白、羌活，以辛散温通止痛；若鼻塞甚者，加白芷、细辛，以辛温开窍通鼻；若汗多者，加五味子、牡蛎，以敛阴止汗等。

☯ 发散风寒汤（汤益明方）

【组成】白芍 13g，黄芪 11g，白术 13g，防风 8g，苍耳子 13g，

第四章
慢性鼻炎

辛夷花 13g，乌梅 13g，薏苡仁 11g，桃仁 13g，浙贝母 6g，芦根 16g，鱼腥草 16g，甘草 4g，大枣 13g。

【用法】7 剂为 1 个疗程，水煎服，每日 1 剂。每日分 2 次温服。

【功效】发散风寒，辛温通窍。适用于萎缩性鼻炎。

【方解】发散风寒汤以黄芪、白术、防风、甘草、大枣固表益气；苍耳子、辛夷花祛风以开肺窍；桃仁、薏苡仁、浙贝母、芦根、鱼腥草化痰清肺以涤肺络；乌梅、白芍、五味子敛肺脱敏，消补兼施而获效。本方是慢性鼻炎急性发作的基本方药。

【验案】汤某，女，38 岁，患者因咳痰反复 3 个月于 2009 年 9 月 22 日就诊。既往有慢性鼻炎史 10 年，近患支原体肺炎，经抗感染治疗体温已正常，仍有以下症状：鼻塞，流涕，打喷嚏，喉咙不痛，咽嗌痰阻，咳嗽，咳痰量多，色白质腻，胃纳尚平，舌质淡红，苔薄，脉细滑。用上方治疗。

二诊咳嗽咳痰显减，不喘，唯鼻塞流浊，打喷嚏，易汗，纳便尚调，舌质淡紫，苔薄白，脉细滑。上方去芦根、桃仁，加当归 13g，五味子 6g，10 剂，水煎服，每日 1 剂。10 日后渐愈，近一年未再作。

【按语】慢性鼻炎属中医学的鼻渊、鼻鼽范畴，多由于风邪夹湿热侵入，导致急性鼻炎反复发作经久不愈所致。肺主治节、通调水道、开窍于鼻，邪留肺卫，肺失宣降，阻塞鼻窍，鼻窍肿痛不通，则鼻不闻香臭；邪郁窍中，津液郁而不布，湿积为饮而致反复流涕。久病必瘀。治则宣肺通窍、祛风解表、清热利湿、化瘀通络。

☯ 益肺疏风汤（许增喜方）

【组成】白术、白芍各 13g，黄芪 11g，防风 13g，桂枝 6g，茯苓 11g，桑白皮 13g，紫菀 13g，细辛 3g，辛夷 13g，苍耳子 13g，大枣

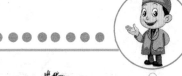

13g；甘草 4g。

【用法】每日 1 剂，水煎服，每日 3 次温服。

【功效】止咳平喘，温肺散寒。用于慢性鼻炎、肺炎等。

【方解】方中白术、黄芪、辛夷行气解郁、活血止痛；防风、桂枝、桑白皮疏肝理气、清热祛湿；茯苓疏肝解郁；白芍柔肝而缓急止痛；细辛与紫菀、苍耳子相伍其疏

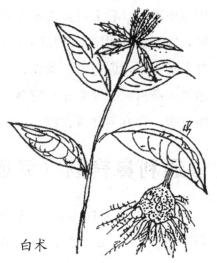

白术

肝解郁之功更显著。诸药伍用共奏疏肝解郁、行气活血、清热利湿之功效，用于治疗慢性鼻炎、咳嗽等疗效显著。

【验案】胡某，女，57 岁，因鼻塞流涕、咳嗽反复 10 余年，于 2011 年 2 月 22 日就诊。患者有慢性鼻炎、支气管炎、神经性皮炎病史 5 年，长期用地塞米松及抗生素，发作随气候寒冷变换，遇风遇寒则鼻塞打嚏流涕、咳嗽，咳痰量少，质黏色黄，气喘，气短胸闷，纳便尚调，舌质黯，苔薄黄，脉细滑。肺功能检查：有中度阻塞性通气功能障碍、气管扩张药（沙丁胺醇气雾剂）可逆性试验阳性。此为肺虚痰伏。上方 10 剂，每日 1 剂。另用复方薤白胶囊 0.35g×4 颗，每日 3 次。

第二诊：鼻腔渐通，咳嗽亦减，已停用抗生素，原方去苍耳子，继服。第三诊：喜称多年的流涕缓解，咳嗽已止，地塞米松减为维持量，原方加当归 13g。时值冬月，拟膏方一料，以玉屏风散、苓桂术甘加五味细辛干姜汤、归芍六君汤、二至丸加味调理。患者服用 1 个半月后，称今冬鼻炎、支气管炎未再发作，地塞米松已停用。

【按语】中医曰若肺经寒实，素有哮喘宿疾，导致脏腑阳气不足，寒邪得以客于肺经，阻滞鼻窍，宣降失调，遂致鼽嚏不止。中

医《中藏经》卷上说："肺气通于鼻，和则能知香臭矣。有寒则善咳，实则鼻流清涕。"治疗上可从散寒温肺，止流化饮，苓桂术甘加细辛汤为主，佐白术、黄芪、白芍、防风、辛夷、苍耳子益肺固卫疏风，桑白皮、紫菀止咳宣肺，当归辛润入肺，为血中之气药。病缓方缓，膏方调理而收功。

☯ 通利鼻窍汤（尹通方）

【组成】石菖蒲 18g，炒苍耳子 28g，藿香 13g，当归 16g，赤芍药 16g，川芎 13g，玄参 13g，甘草 6g。

【用法】水煎服。每日 1 剂，分 2 次服。

【功效】散结消肿，通利鼻窍。用于慢性鼻炎。

【方解】方中赤芍药、当归、川芎、玄参化瘀活血；石菖蒲、藿香配合苍耳子通利鼻窍；甘草补中调和诸药，共奏化瘀活血、开窍祛湿之功效。

【验案】纪某，女，18 岁，于 2006 年 3 月 1 日来医院就诊。于一个月前偶感风寒致发热、鼻塞、头痛、流涕，经服用西药（用药不详），发热已退，但鼻塞、头痛、流涕时轻时重。患者症见：流白涕、头闷痛、右侧鼻塞、左侧出气粗。检查：右侧下鼻甲三度肥大，表面不光滑，色黯红，左侧下鼻甲二度肥大，色潮红，双侧下鼻道均有黏白色分泌物，诊为慢性肥厚性鼻炎，通利鼻窍汤 8 剂，嘱其用法。8 天后复诊，头痛、流涕症状消失，偶有鼻塞。续用 6 剂，诸症状消失，体征正常，随访 2 年无复发。

【按语】方中苍耳子性味辛温，开窍、祛湿、有小毒，重用炒苍耳子 28g，临床观察未见毒性反应；赤芍药、当归、川芎、玄参化瘀活血；石菖蒲、藿香配合苍耳子通利鼻窍；甘草补中调和诸药，共奏化瘀活血、开窍祛湿之功效。辅以熏吸药气，取其芳香通窍，直达病所；药渣布包热敷鼻部，促进局部血液循环，散结消肿，通利

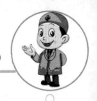

鼻窍。一药三用，内治外治相结合，临床观察疗效好。

利湿通窍汤加味（张镜人方）

【组成】苍耳子 16g，辛夷花 16g，白芷 18g，防风 16g，木通 16g，川芎 18g，细辛 13g，鹅不食草 18g，牡丹皮 16g，紫草 16g，连翘 18g，黄芩 13g，生姜 3 片，葱白（后下）3 条。

【用法】水煎服。每日 1 剂，分 2 次服，早、晚各 1 次。

【功效】疏风清热，宣肺益气，利湿通窍。适用于慢性肥厚性鼻炎。

【方解】利湿通窍汤加味方中，辛夷花、苍耳子、鹅不食草、生姜、葱白散寒祛风通窍；白芷、木通、细辛、防风宣肺化饮，消肿排脓；木通、川芎、牡丹皮、紫草化瘀活血通络；黄芩、连翘清热利湿，泻火解毒，消痈散结。全方共奏宣肺散寒、祛风通络、解毒化瘀、消肿利湿之功，本方寒温并用，内外结合，可内服或外熏于鼻，见效快，疗效确切。

【验案】刘某，男，48 岁，于 2001 年 2 月 5 日来医院就诊，患者鼻不闻香臭，长期鼻塞流涕，头痛，阵发性鼻痒，喷嚏，寒冬或感冒时加重，曾多次到医院五官科，诊为鼻甲肥大、过敏性鼻炎，多次治疗效果不佳，为求暂时舒畅用滴鼻净滴鼻。有的医生用激素抗过敏治疗，致使身体肥胖，四肢乏力，免疫力下降，但鼻塞仍无好转。查鼻甲肥大，鼻通气差，舌淡苔白腻，脉濡缓。证属肺虚、风邪夹湿热阻塞鼻窍。治则宣肺益气，清热疏风、利湿通窍，投本方加味，加益气的黄芪 28g，白术 18g，治疗 1 个疗程。2 月 26 日复诊：自诉服药病情日益好转。鼻能闻香臭，前额头痛消失，鼻通气程度好，鼻窦 X 线片、血常规化验无异常。为防复发用香菊片 5 盒服用 5 周，同时嘱患者加强体质锻炼，防止感冒，3 年后随访无

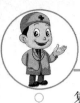

复发。

【按语】中医云：肺主卫表。肺气虚则卫表不固，不任风寒异气侵袭，且早、晚自然界阳气不足，肺虚之体此时亦阳气不足，故齁齁嚏发作以早、晚多见；肺虚寒滞，津液敷布失调，故鼻黏膜色淡、水肿；全身及舌脉所见为肺气亏虚之证。治疗上可依虚、实两端辨证论治；实则责之于风寒、风热之邪及饮邪上干，阻塞肺气，鼻窍不通；虚则责之于肺、脾、肾三脏，气阴两虚为患，或补气养阴，甘寒益肺，或培土生金，温阳化饮，或为温暖其元，引火归元等，临床常获良效。

☯ 散寒止涕汤（张志坚方）

【组成】肉桂 13g，制附子 16g，干姜 13g，细辛 3g，山药 16g，熟地黄 13g，鹿角霜 16g，茯苓 16g，泽泻 16g，苍耳子 13g，辛夷 13g，白芷 16g，鹅不食草 16g，炙甘草 6g。

【用法】水煎服，每日 1 剂，每日分 3 次温服。

【功效】散寒止涕，温补脾肾。适用于慢性鼻炎。

【方解】本方是传统中药通宣理肺丸的改良剂型，具有抗菌、抗病毒、解热、镇痛、抗炎、缓解肺及支气管痉挛、镇咳、祛痰和平喘作用。主要有肉桂、制附子、干姜、细辛、山药、熟地黄、鹿角霜、茯苓、泽泻、苍耳子、辛夷、白芷、鹅不食草、炙甘草等，可解表散寒、宣肺止咳，用于鼻炎、鼻塞不通、流清鼻涕、头痛无汗、肢体酸痛等。

【加减】若鼻塞声重甚者加重苍耳子、辛夷、干姜、白芷、鹅不食草之量；若鼻腔黏膜淡白或苍白，水肿甚者加重温阳利水药用量；若清涕长流，不能自收者，合用桂枝汤。

【验案】张某，女，30 岁。患者鼻炎史 10 年，喷嚏频频，鼻流清涕。进入冬季就会加重，常于晨起外出时突发鼻痒，窒塞酸胀，掩鼻而嚏，清涕如注。发作后头脑空虚，神疲乏力，四肢欠温，夏不觉热，冬倍感寒，背常有冷风吹之感。查：双侧鼻腔黏膜淡白、肿胀，下鼻甲苍白水肿胀大，鼻道内有大量水样分泌物，舌淡、苔白、脉沉细。诊断为肾督阳虚，寒水上泛。以上方药加减治疗。制附子 18g，山茱萸 11g，泽泻 16g，熟地黄 18g，茯苓 16g，白术 11g，干姜 16g，细辛 3g，狗脊 16g，麻黄 13g，杏仁 13g，辛夷 16g。同时用熏鼻方（苍耳子、细辛、白芷烘干研面入艾绒中搓成卷，熏鼻窍及其周围穴位，每次 15 分钟。服药 15 天，流涕量及发作次数均减少。又用原方加减治疗 25 天，病竟痊愈。随访 5 年，未见复发。

【按语】根据鼻塞、遇寒加重辨为寒，再根据鼻咽干燥、五心烦热、舌红少苔辨为阴虚；因鼻分泌物呈块状、不易擤出，辨阴虚生热，灼津夹痰，以此辨为阴虚鼻塞证。

☯ 温阳固卫汤（徐乃斌方）

【组成】桂枝 13g，制附子 7～6g，生黄芪 16g，防风 6g，炒白术、白芍各 16g，细辛 3g，辛夷、蝉蜕各 6g，荜澄茄 16g，甘草 13g，姜、大枣为引。

【用法】水煎服，每日 1 剂。每日 1 次。30 天为 1 个疗程。

【功效】温阳固卫。适用于慢性鼻炎。

【方解】方中桂枝、制附子、黄芪散邪，温阳扶卫；防风、白术、白芍、荜澄茄益气健脾；细辛、辛夷健脾利湿；蝉衣祛风和中；生姜之辛，佐桂枝以解肌表；大枣之甘，佐芍药以和营里；甘草甘平，有安内攘外之能，用以调和中气，即以调和表里，且以调和诸药矣。

【加减】腰酸乏力加仙茅、杜仲、淫羊藿、补骨脂；受凉吹风易

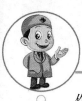

作加生黄芪、党参、桑叶；鼻痒甚者加地龙、徐长卿、凌霄花；清水涕多加乌梅、诃子、台乌药；鼻塞、下鼻甲水肿加石菖蒲；黏膜充血肿胀加茜草、地榆、旱莲草。

【验案】蒋某，女，61岁，1989年3月28日来医院就诊。患者鼻作喷嚏、流清涕15年，且常年发生，尤以冬季最严重，1986年在省级医院行特异性皮肤试验诊为对尘螨、梧桐花花粉等过敏而行脱敏治疗，效果不佳，发作时服用氯苯那敏、异丙秦，可以缓解症状。畏寒怕风，纳食尚可，二便调。检查鼻黏膜苍白，双下甲水肿，双鼻孔未见息肉样物。苔薄白，脉弦濡。证属卫表不固，肺肾虚寒，以上方药加减治疗，连续服用20剂，鼻痒、喷嚏、流清涕诸症逐渐减轻。续服上方25剂，患者鼻部症状消失，较长时间服用补中益气丸，以巩固疗效。

【按语】鼻炎为肺肾亏虚，卫表不固，腠理不密，则易遭异邪侵袭，故治疗应固卫温阳为主。本方由玉屏风散合桂枝汤加制附子化裁而成。桂枝汤调和营卫，玉屏风散益气固卫，配合制附子、补骨脂、仙茅、淫羊藿散寒温阳，以冀阳气充沛，卫气得以固表，正气存内，邪不可干。

☯ 散寒止痛汤（路志正方）

【组成】苍耳子13g，辛夷16g，金银花28g，野菊花18g，川芎16g，川羌13g，防风13g，白芷13g，石菖蒲13g，黄芩13g，细辛3g，蔓荆子13g，鱼腥草18g，甘草6g，薄荷（后下）6g。

【用法】水煎服。每日1剂，每日早、晚各服1次。

【功效】解毒清热，通窍散寒。用于感冒引起的鼻炎。

【方解】自拟散寒止痛方中，辛夷、苍耳子通窍；金银花、野菊花、鱼腥草解毒清热，消炎抗菌；川羌、防风、细辛、蔓荆子祛风胜湿；止痛散寒；黄芩清泻肺热；川芎止痛活血，是治疗头痛圣药；白芷解热排脓，甘草补中调和诸药。全方疗效可靠、安全，无明显不良反应，对单纯性、变应性及干燥性鼻炎有良好疗效，对肥厚性鼻炎亦有一定疗效。

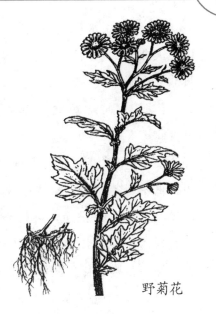

野菊花

【验案】黄某，男，24岁，于2002年12月18日就诊。患者平素易感冒，1年前因受凉后出现流涕、鼻塞、发热、恶寒、头痛，治疗1周后，全身症状基本消除，但鼻塞不除，时流黄涕。感冒后就会加重，治疗后好转，时好时发。近日头痛、鼻塞、全身不适，经治疗7天后，全身症状好转，但头痛鼻塞不见好转而求诊。检查见：两侧鼻黏膜潮红，下鼻甲微肿，鼻底部有较多黏液性分泌物。诊为慢性单纯性鼻炎，证属肺气嘘弱，邪滞鼻窍。处方：辛夷16g，苍耳子13g，野菊花18g，川芎16g，川羌13g，防风13g，白芷13g，石菖蒲13g，黄芩13g，细辛3g，蔓荆子16g，鱼腥草18g，甘草6g，薄荷（后下）6g，当归13g，黄芪23g。水煎服，每日1剂。连服5剂后，患者诸症明显好转，继服5剂，隔日1剂，以巩固疗效。药后诸症消失，1年后随访，未见复发。

☯滋液润燥汤（朱良春方）

【组成】生地黄汁80ml，百合14g，麦冬168g，半夏24g，人参9g，粳米18g，大枣12枚，炙甘草6g，苍耳子8g，辛夷（后下）16g，白芷28g，薄荷2g。

【用法】用水浸泡方药约 30 分钟，然后用武火煎药至沸腾，再以文火煎煮 30 分钟；薄荷、辛夷（后下）煎煮 20 分钟，温服，每日分 3 次服用。

【功效】通达鼻窍，滋阴润燥。适用于单纯性鼻炎、萎缩性鼻炎。

【方解】滋液润燥汤中百合滋阴清热；生地黄凉血清热，生津养阴；重用麦冬养阴生津，滋液润燥；人参生津益气；半夏开胃行津，调畅气机，降肺止逆，并制约滋补药壅滞；苍耳子、辛夷、白芷，辛温透达，芳香开窍；薄荷辛凉通窍，兼防辛温药伤津；粳米、大枣，补脾益胃，化生阴津；炙甘草益气缓急。

【加减】阴虚甚者，加玄参、女贞子、玉竹，以滋补阴津；头痛者，加菊花、蔓荆子、葛根、柴胡，以开窍止痛；鼻塞不通者，加细辛、牛蒡子，以通达鼻窍；鼻出血者，加玄参、茜草、白茅根，以凉血止血等。

【验案】张某，女，26 岁，山东人。患者有慢性鼻炎病史 5 年。曾多次到医院检查均诊断为萎缩性鼻炎，多次服用中西药及外用西药，均未能达到治疗目的，近因鼻塞加重前来诊治。患者鼻塞不通，遇冷加重，鼻干燥，鼻分泌物呈块状，不易擤出，有少量鼻出血，嗅觉不敏，呼气恶臭，头痛，五心烦热，记忆力减退，舌红少苔，脉细略数。检查鼻腔宽大，鼻甲缩小，并有稠厚脓痂。辨为阴虚鼻塞证，治当润燥滋阴，通达鼻窍，兼以化痰。以上方 6 剂，水煎服，每日 1 剂，每日服 3 次。二诊：鼻塞有改善，鼻腔干燥好转明显，复以前方 8 剂。三诊：诸症较前又有减轻，又以前方 8 剂。四诊：诸症基本解除，又以前方治疗 30 余剂，诸症悉除。随访 3 年，一切尚好。

【按语】本病为鼻齆，乃阳气虚弱，气化失常，卫外不固，风寒异气乘袭所致。朱老根据多年临床经验，认为本病之病本为阳气虚

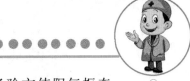

弱，其标为寒水上泛。治疗主张温阳为先，自拟经验方使阳气振奋，气化水行而鼻窍豁然，确为临证之良方。

☯ 辛温通窍汤（张泽生方）

【组成】桂枝 6g，麻黄 9g，杏仁 11g，黄芪 16g，白术 16g，防风 3g，辛夷 11g，薄荷（后下）11g，川芎 13g，生甘草 13g。

【用法】用水浸泡方药约 30 分钟，然后用大火煎药至沸腾，再以小火煎煮 30 分钟，薄荷（后下）煎煮 15 分钟。温服，每日分 3 次服用。

【功效】发散风寒，辛温通窍。用于鼻炎。

【方解】辛温通窍汤中麻黄辛温散寒，通窍宣肺；桂枝通达经气，和利血脉；杏仁肃降肺气，开达鼻窍；黄芪固表益气；白术益气健脾；防风祛风固表；辛夷散寒开窍；薄荷辛凉通窍，兼防温热药伤阴；川芎行气理血开窍；生甘草和中益气，清利鼻窍，兼防辛散药伤气。

【加减】鼻痒甚者，加荆芥、香薷、苍耳子，以疏风止痒；鼻塞甚者，加白芷、生姜、细辛，以辛温开窍通鼻；头痛者，加细辛、羌活，以温通止痛等。

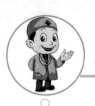

第五章 慢性咽炎

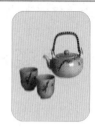

解毒利咽汤（李玉奇方）

【组成】防风 8g，荆芥 8g，白僵蚕 10 g，牛蒡子 13g，赤芍药 13g，桔梗 13g，黄芩 11g，生甘草 10 g。

【用法】水煎服，每日 1 剂，早、晚各服 1 次。

【功效】清热疏风，解毒，止痛利咽。适用于慢性咽炎。

【方解】解毒利咽汤中荆芥、防风疏散风邪，白僵蚕祛风清热，牛蒡子、桔梗、生甘草利咽解毒，赤芍药散邪活血。以上药物配合使用，治疗急性咽炎取得较满意效果。中医认为病毒感染所致咽炎，单纯使用西药疗效往往不满意。而以中药辨证治疗，既符合中医治疗原则，又发挥中药抗菌、抗病毒作用，故可收到良好效果。

【验案】尹某，男，48 岁。患者咽部吞咽痛 3 天，发热恶寒，口渴欲饮，咽干咳嗽。检查：咽部黏膜充血，咽后壁淋巴滤泡红肿，体温 38℃，舌边尖红，苔薄白，脉浮数。实验室检查：白细胞计数 11×10^9/L，尿常规、肝功能无异常。中医诊断：风热喉痹。西医诊断：急性咽炎。口服本方 1 天后咽痛减轻，用药第 5 天咽痛基本消失，体温 36.5℃，用药第 5 天症状全部消失。舌质淡红，苔薄白，脉细，痊愈。

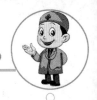

☯ 清热养阴汤（刘星元方）

【组成】玄参 24g，生地黄 28g，麦冬 28g，黄芩 16g，板蓝根 45g，白芍药 16g，牡丹皮 16g，蝉蜕 16g，薄荷 6g，甘草 6g，山豆根 16g，桔梗 9g，牛蒡子 16g，浙贝母 16g。

【用法】水煎服，每日 2 次分服，每日 1 剂，病重者可日服 2 剂，急性咽炎、扁桃体炎一般 1～3 剂即愈；小儿或老年体弱者酌减剂量。

【功效】清热养阴，消肿止痛，泻火解毒。适用于咽痛。

【方解】方中玄参、生地黄、麦冬健脾益气；黄芩、板蓝根清热利湿；白芍药、牡丹皮健脾益气；蝉蜕、山豆根祛风利湿；薄荷、浙贝母泻火生津；甘草调和诸药。全方共奏养阴清热，泻火解毒之效。

【加减】若患者素体阴虚，起病较急骤，多属虚火上行，可加肉桂 2～3g，以引火归元；若属脾胃素虚，不耐寒凉者，亦可稍佐肉桂或干姜。

【验案】冯某，男，6 岁。1991 年 3 月 3 日来医院就诊。患者高热 5 天，体温持续在 38.5℃，口渴，咽痛，进食时哭闹，睡眠差，舌红苔黄而干，脉细数。咽部充血，双侧扁桃体二度肿大，无化脓。血常规：白细胞计数 $2×10^9/L$，中性粒细胞 75%，淋巴细胞 23%。曾服用"感冒清、板蓝根冲剂、麦迪霉素、螺旋霉素"等不效。遂改用清热养阴解毒汤，每日 1 剂，分 2 次服。1 剂热退，5 剂余症悉除。

【按语】根据中医"治热首求救阴"的理论而设。急性咽喉炎、急性扁桃体炎等为外感热病或阴虚感冒、热毒炽盛所致，治当清热养阴，解毒泻火，止痛消肿。药理实验研究表明，清热养阴汤对由伤寒、副伤寒甲乙三联菌所致的家兔发热有明显的解热作用；对甲型链球菌、乙型链球菌、金黄色葡萄球菌、白色葡萄球菌均有抑制作用；对炎症的渗出、水肿有抑制作用，可改善症状。

☯ 利咽止痛汤（张子琳方）

【组成】山豆根4.5～6g，挂金灯4.5～9g，嫩射干3.0～4.5g，牛蒡子4.5～9g，白桔梗3～4.5g，生甘草1.5～3.0g。

【用法】将药用清水600ml浸泡30分钟后煎，每剂煎2次，共取汁约300ml，待药稍凉后分2次服用，以饭后1～2小时缓缓咽下为宜。

【功效】化痰疏风，消肿利咽，清热解毒。适用于各种急性咽痛。

【方解】利咽止痛汤适用于咽部各种急性感染（急性喉痹、乳蛾、喉痛、喉风、咽喉肿痛）。方以挂金灯、山豆根为主药，善清肺胃之热，为消喉肿、止喉痛之要药；辅以牛蒡子、射干散热疏风，利咽化痰；桔梗宣肺利咽，为手太阴之引经药，可引药力至病所而奏速效；配以甘草甘缓止痛利咽。

【加减】大便干涩不爽者，酌加瓜蒌仁、火麻仁、芦根；肝经火旺者酌加冬桑叶、白菊花、生白芍；咽喉红肿甚者，酌加赤芍、牡丹皮；若遇恶寒发热，脉浮数，表邪重者，加荆芥、苍耳子、薄荷、蝉蜕；痰涎多，苔浊腻者，配加白僵蚕、川贝母、瓜蒌皮、地枯萝；身发高热，邪热炽盛者，酌加川黄连、黄芩、山栀、连翘、金银花；口干舌红，苔少或剥，属阴虚火旺者，酌加生地黄、玄参、麦冬；热毒久蕴，脓成未溃者，酌加皂角刺、芙蓉花；唯见舌苔黏腻，痰多中满者，甘草以少用或不用为宜；便溏者射干、牛蒡子不宜多用。

☯ 利咽消肿饮（刘绍勋方）

【组成】金银花13g，蒲公英28g，野菊花13g，紫花地丁28g，天葵子 13g。

【用法】水煎服，每日 2 剂，早、晚服。

【功效】解毒清热，利咽消肿。适用于慢性咽炎。

【方解】本方出于《医宗金鉴》，为外科解毒清热的主要方剂之一，咽喉疾病以痰火为多，急性热病更是邪热火毒多见，故以本方治疗。

【加减】有风热表证者加连翘、牛蒡子、淡竹叶、射干等；见风寒

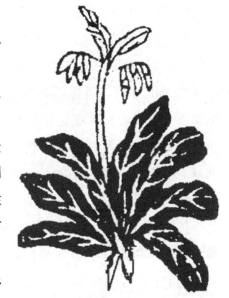

紫花地丁

表证者加荆芥、葱白、防风；腺窝口分泌物多者加马勃、冬瓜仁；高热、口苦加黄芩、黄连、通草、桑叶。

【验案】刘某，女，17 岁，1993 年 3 月 12 日来医院就诊。患者感冒 5 天因学习紧张未治疗，现在咽痛，发热，吞咽困难，气粗，口臭。咽喉可见白色或黄白色分泌物附着。颌下淋巴结肿大触痛。实验室化验：血白细胞计数 $15 \times 10^9/L$。证为风热邪毒结于咽部，壅塞而成肺胃热盛之证。故以本方加味治疗，1 日数剂，每隔 3～4 小时服 1 煎，2 日后基本痊愈。

☯ 散结消炎汤（张振中方）

【组成】天冬、麦冬各 13g，南、北沙参各 11g，桔梗 9g，生甘草 3g，泽漆 16g，山慈菇 16g，肿节风 18g，冬凌草 18g，玉蝴蝶 5g，凤凰衣 8g，金果榄 6g，山豆根 6g，生蒲黄（包）13g，炙僵蚕 13g，龙葵 18g，蚤休 16g。

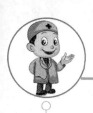

【用法】每日 1 剂，水煎服，每日 2 次，早、晚分服。

【功效】散结消炎，散热消毒。适用于慢性咽炎。

【方解】散结消炎汤中以南北沙参、天冬、麦冬清燥滋阴润肺，金果榄、山豆根、蚤休清咽利喉，又有清热解毒之效也；玉蝴蝶、凤凰衣利咽开音；泽漆、肿节风、山慈菇、冬凌草、龙葵、炙僵蚕、生蒲黄等药化瘀散结；桔梗利咽，同时为舟楫之使药，引诸药上行咽喉。其中山豆根、蚤休、山慈菇、泽漆、冬凌草、炙僵蚕、龙葵又有抗炎解毒之效。

【验案】周某，女，43 岁。2010 年 9 月 30 日来医院就诊。患者因情绪不畅后出现声音沙哑，到医院喉镜检查有息肉，曾经手术 3 次。磁共振检查示：咽部淋巴结环增生。现自觉咽干发痒，有痰，能咳出，舌苔淡黄薄腻，舌质黯，有黏沫，中裂，脉细滑。湖南省人民医院病理示：黏膜急、慢性炎伴鳞状上皮中一重度不典型增生，并见灶性炎性坏死。拟从热毒痰瘀壅结、津伤液耗治疗。上方 15 剂，水煎，早、晚分服。

2010 年 9 月 21 日第二诊。患者 9 月 5 日在长沙医院行支撑喉镜下 CO_2 激光双侧声带新生物切除术，病理示：组织慢性炎伴角化不全及角化不良。因手术声带部分切除，声音沙哑；咽干，语言不利，服上药后大便偏溏，舌苔淡黄腻，舌质黯，脉细。处方：原方去金果榄和山豆根，改冬凌草 16g，加诃子肉 13g、蝉蜕 5g、太子参 13g。

2010 年 10 月 11 日第三诊。患者 10 月 9 日在省人民医院查喉镜报告示：会厌无红肿，双侧声带表面光滑，稍充血，有少许分泌物，运动正常，闭合可，梨状窝未见异常。现有痰不多，咽喉干涩，声音沙哑，二便调，寐差。舌苔黄薄腻，舌质黯红，脉细。处方：原方去山豆根，加鱼腥草 18g、白残花 5g、首乌藤 18g、川百合 11g、知母 6g、诃子肉 13g、蝉蜕 5g、太子参 13g。

三诊以后声音沙哑渐于好转，定期复查喉镜未有明显异常。在

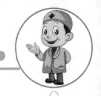

来医院就诊原方基础上，继续加减调理 18 剂，巩固疗效。

☯ 化生阴津方（姜春华方）

【组成】半夏 24g，麦冬 168g，人参 9g，粳米 18g，大枣 12 枚，桔梗 9g，生甘草 18g。

【用法】用水浸泡方药约 30 分钟，然后用大火煎药至沸腾，再以小火煎 30 分钟。温服，每日分 3 次服用。

【功效】养阴益气，止痛利咽。适用于各种急性咽痛。

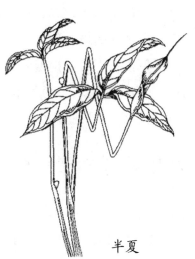

半夏

【方解】化生阴津汤中重用麦冬生津养阴，润燥滋液；人参生津益气；粳米、大枣补益脾胃，化生阴津；半夏开胃行津，调畅气机，降肺止逆，并制约滋补药壅滞；桔梗宣肺止痛利咽；生甘草解毒清热，助桔梗利咽解毒。

【加减】咽痛甚者，加牛蒡子、菊花、薄荷、赤芍，以清热解毒，缓急利咽；肿痛甚者，加牡丹皮、赤芍、当归、白芍，以凉血散瘀，消肿止痛；阴虚甚者，加玄参、玉竹、生地黄、天冬，以滋阴养阴；大便干结者，加大黄，以泻热通便等。

【验案】谢某，男，51 岁，山西人。患者有 20 年慢性咽炎病史，曾多次服用中西药，一时能控制，可停药后咽痛复发。医生多次检查均未发现咽喉有器质性病变。近因食辛辣咽痛加重而前来诊治。刻诊：咽干，咽肿痛，心烦急躁，咳痰量少，时有夹血，声音嘶哑，五心烦热，四肢乏力，舌红少苔，脉虚弱。辨为津气两虚证，治当养阴益气，止痛利咽。用麦冬汤与桔梗汤合方加味：麦冬 168g，半

第五章

慢性咽炎

夏 24g，红参 9g，粳米 18g，大枣 12 枚，桔梗 9g，生甘草 18g，桂枝 13g，薄荷 11g，玄参 24g。10 剂，水煎服，每日 1 剂，每日 3 次。二诊：咽痛，咽干好转，咳痰夹血极少，复以前方 10 剂。三诊：声音嘶哑有改善，又以前方 10 剂。四诊：诸症悉除，又以前方继续治疗 15 余剂。随访 1 年，一切尚好。

【按语】中医根据咽痛、咽干、舌红少苔症状辨为阴虚；再根据神疲乏力、脉虚弱辨为气虚；因五心烦热、咳痰夹血辨为虚热伤络，以此辨证为津气两虚之证。

☯ 枳实消炎散（王占玺方）

【组成】枳实 11g，柴胡 11g，白芍 11g，炙甘草 11g，桂枝 11g，茯苓 11g，牡丹皮 11g，桃仁 11g，桔梗 13g，生甘草 18g。

【用法】用水浸泡方药约 30 分钟，然后用大火煎药至沸腾，再以小火煎 30 分钟。每日 1 剂，每日分 3 次温服。

【功效】解郁行气，止痛利咽。用于咽喉肿痛甚者。

【方解】枳实消炎散中柴胡疏肝解郁，升达阳气；白芍敛阴柔肝，泻肝缓急；枳实破滞行气，降逆解郁；桂枝通达经脉；牡丹皮散瘀凉血；桃仁化瘀活血；茯苓渗利湿浊；桔梗宣肺止痛利咽；炙甘草益气和中；生甘草解毒清热，助桔梗解毒利咽。

【加减】咽痛甚者，加大桔梗、甘草用量，再加薄荷、菊花、牛蒡子，以解毒利咽，缓急止痛；瘀甚者，加丹参、川芎、白芍、当归，以活血散瘀，止痛消肿；气郁甚者，加陈皮、木香、青皮，以行气解郁；咳嗽者，加射干、半夏，以利咽止咳等。

☯ 养阴生津汤（张德超方）

【组成】麦冬 11g，大生地黄 18g，生甘草 5g，玄参 13g，川贝母 9g，牡丹皮 9g，薄荷 6g，白芍 9g，大黄 6g，黄连 3g，黄芩 3g。

【用法】用水浸泡方药约 30 分钟，然后用大火煎药至沸腾，再以小火煎煮 30 分钟。温服，每日分 3 次服用。每日 1 剂。

【功效】生津滋阴，利咽清热。适用于咽喉肿痛。

【方解】养阴生津汤中，生地黄生津养阴，清热凉血；玄参生津养阴，泻火解毒；麦冬清热生津养阴；牡丹皮清热凉血，消肿散瘀；白芍敛阴缓急，养血泻热；贝母清热润肺，散结化痰；薄荷辛凉轻散，疏利咽喉；大黄、黄连、黄芩，泻火清热，导热下行；生甘草泻火益气，利咽解毒。

【加减】阴虚甚者，加熟地黄、南沙参、天冬，以滋养阴血；热毒甚者，加金银花、板蓝根、连翘，以清热解毒散结；燥热甚者，加石斛、百合、玉竹、石膏，以清热滋阴润燥等。

【验案】董某，男，14 岁，河北人。患者有 5 年咽炎病史，病情反复发作，时轻时重，服用或静脉滴注中西药不仅没有治疗作用，反而更加严重。今因咽部肿大疼痛而前来诊治。刻诊：咽痛，咽肿，声音嘶哑，倦怠乏力，颌下肿大，口淡不渴，舌黯淡，苔薄，脉沉涩。辨为瘀火上延。治当滋阴泻火，止痛利咽。

上方 10 剂，水煎服，每日 1 剂，每日 5 服。第二诊咽痛好转，颌下肿大缩小，复以前方 10 剂。第三诊：诸症较前均有明显减轻，又以前方 10 剂。第四诊：诸症悉除，又按前方治疗 15 余剂。随访 3 年，未再复发。

☯ 泻火养阴汤（刘惠民方）

【组成】连翘 5～13g，金银花 10～16g，山豆根 5～13g，栀子 5～10g，板蓝根 10～16g，锦灯笼 3～5g，牛膝 3～13g，青黛（包煎）3～13g，薄荷 3g，玄参 5～13g，甘草 3g。

【用法】水煎服，每日1剂，每日分2次服，早、晚各1次。

【功效】利咽清热，泻火养阴。适用于慢性咽炎。

【方解】泻火养阴汤中金银花、连翘、山豆根、板蓝根、锦灯笼、青黛解毒清热，消肿利咽；栀子清热凉血，善清三焦之火热；玄参解毒清热，生津养阴；薄荷发散风热以利咽喉；牛膝功善苦泻下降，能引血下行，以降上炎之火；甘草解毒清热，调和诸药。诸药相伍，共奏泻火清热、利咽解毒之功，则三焦热之邪得尽而病瘥。

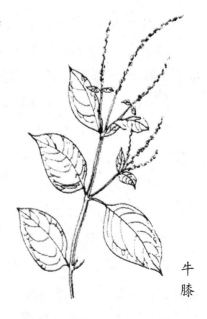

牛膝

【验案】胡某，女，9岁，2001年11月6日来医院就诊。患者高热3天，咽喉肿痛，吞咽困难，口干而渴，尿赤便秘，舌质红苔黄，脉洪数。查：体温39℃，咽部充血（＋＋＋），扁桃体三度肿大，且有脓性分泌物；双肺呼吸音清；心音可，律齐，各瓣膜听诊区未闻及病理性杂音；两侧下颌角淋巴结肿大有压痛；肝脾未触及。血常规：白细胞计数 12.7×10^9/L，中性粒细胞 76%，淋巴细胞 22%。诊断为咽炎，证属三焦热毒壅盛加之外感邪热化火劫伤阴津所致。治则利咽清热，泻火养阴。服上方5剂后体温正常，咽部充血、双侧扁桃体肿大及全身症状均消失，复查血常规正常。随访6年未见复发。

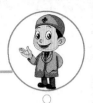

第六章
肺 炎

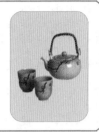

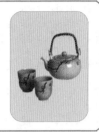

☯ 清肺养肺方（余绍源方）

【组成】野荞麦 16g，鸭跖草 16g，鱼腥草 16g，酸浆草 9g，黄芩 9g，马勃 3g，百部 9g，南天竺 6g，萝藦壳 3 只，旋覆花（包）9g，全瓜蒌 16g，生甘草 6g。

【用法】水煎服。每日 1 剂，每日分 2 次服，早、晚各 1 次。

【功效】化痰截咳，宣清肺热。适用于肺炎。

【方解】清肺养肺方中鸭跖草、鱼腥草、野荞麦、酸浆草 4 味药，有解毒清热、散结消痈之功，有良好的杀菌作用，是控制肺部炎症的辨病药；黄芩擅清肺热，直折温邪；旋覆花、全瓜蒌化痰肃肺。此病例剧咳已有 10 天，截咳宁肺也是要务，马勃、百部、南天竺、萝藦壳 4 味药是常用的经验方。由此可见，根据中医辨病与辨证结合的原则，掌握某种治疗急性感染病的快速截断方药，疗效并不逊于西医的抗生素。快速截断的学术观点，在中医治疗外感热病的临床实践中，也被证明具有一定的指导意义。

【验案】姜某，男，40 岁。患者发热、咳嗽、寒战、胸闷，西医诊断为肺炎，曾用多种抗生素治疗 7 天，发热不退，咳嗽更剧。胸部 X 线片复查：肺炎未见好转。患者提出不用西药，请求中医治疗。医生诊查：诊时咳嗽甚剧，咽痛喉痒痰黄，气急，胸部闷痛，发热不退（38.9℃），鼻旁生热疮，胃纳尚可，口干，大便干结，苔黄，脉浮滑数。证属初起风温上受，旋致痰热壅肺，无形邪热，已成有形，搏击气道，清肃失令。故以上方治疗。进药 10 剂后热退，咳嗽止，咽痛除，胸闷舒，气急平，肺部 X 线片示：右下肺炎已吸收。续予清肺养肺之剂调理 10 天病愈。

【按语】中医认为肺炎多为温邪壅遏，痰热交阻于肺，外感温病初起在卫，当汗散截邪，若失去散表机会，无形温邪蕴肺而已成有形实质性病邪时，虽脉浮则不能再表散，以免徒伤其津，而宜直化痰热，快速截邪于肺，防止进一步逆变。

☯ 散寒化饮汤加味（沈英森方）

【组成】白术 13g，太子参 18g，茯苓 13g，法半夏 13g，陈皮 13g，麻黄 7g，桔梗 13g，白芍 13g，五味子 5g，干姜 7g，细辛 3g，蒲公英 11g，甘草 5g。

【用法】水煎服。每日 1 剂，每日 2 次，分早、晚各服 1 次。

【功效】散寒化饮，补益肺脾。用于各种肺炎。

【方解】全方宣肺降气，止咳平喘，清热祛痰。方用白术、太子参、茯苓健脾益气，止咳祛痰；蒲公英、细辛、五味子清泄肺热，止咳平喘；麻黄宣肺散邪以平喘，桔梗敛肺定喘而祛痰，一散一收，既可加强平喘之功，又可防麻黄耗散肺气；甘草调和诸药为使。诸药合用，使肺气宣降，痰热得清，风寒得解，则喘咳痰多诸症自除。

【验案】黄某，男，54 岁。患者因淋雨受凉，出现恶寒发热，咳嗽身痛，以感冒论治 3 日不效。且咳剧，胸痛，气促，于 1993 年 7 月 10 日入院治疗。查血常规：白细胞计数 $11.3 \times 10^9/L$，中性粒细胞 80%，淋巴细胞 21%。X 线示诊断：右肺肺炎。听诊右下肺可闻及湿啰音。确诊为大叶性肺炎，以中西医结合治疗。先后用麻杏石甘汤、清燥救肺汤、定喘汤，配合氨苄西林、青霉素、先锋霉素等西药治疗。5天后，虽寒热退，但咳嗽不止，夜间为甚，胸痛，彻夜不得眠，吐黄白稀痰，量多，伴纳差乏力。住院第9日，邀笔者会诊。查：脉细结，舌质淡黯，苔淡黄、根部稍厚，体瘦，面色少华，右下肺满布湿啰音。以肺脾气虚，寒饮阻肺为辨证，以上方治疗。5剂后，咳喘渐平，渐撤西药。再守方5剂，咳嗽渐止，夜间入睡明显改善，纳食倍增。仍以上方加味调治半月而痊愈。

☯ 清解通腑汤（徐志飞方）

【组成】鱼腥草28g，金银花28g，鸭跖草28g，野荞麦根60g，黄芩16g，细柴胡9g，广郁金9g，生大黄（后下）9g。

【用法】每日服药2剂，用水煎服，早、晚各1剂。

【功效】清解通腑，适用于肺炎。

【方解】清解通腑汤中鱼腥草、金银花、鸭跖草、野荞麦根、黄芩解毒清热；柴胡伍金银花可透邪清热；广郁金行气开郁，气行有助于热解；生大黄通腑泻热，又可解肺之郁热。

【验案】叶某，女性，28岁，工人。患者因恶寒发热5天，咳嗽胸痛1天，于1980年10月25日初诊。入院前5天起，发热恶寒，鼻塞，头痛。3天后咳嗽时左侧胸痛，发热增高。体检：体温38.9℃，急性病容，神清，血压128/67.5mmHg，胸廓对称，左下肺叩诊稍浊，语颤增强，呼吸音减低，心率加快，无明显杂音。化验：白细胞计数$3.9×10^9$/L。胸部X线透视示左下肺炎。

住院后中医诊治：恶寒发热5天，有汗不解，咳嗽时左侧胸痛，口渴喜冷饮，纳呆，大便干结，5天未解，舌苔薄黄，脉滑数。辨证：风温之邪犯肺，肺热传于大脑。用上方治疗，每日1剂。另用黄连 5g，研末装胶囊，分 3 次吞服。并用黄芩苷 30ml 加入 5% 葡萄糖液中静脉滴注。

服药第 2 天大便解，热退至 38℃，停用黄芩苷静脉滴注，前方去生大黄，加连翘 16g，甘草 5g，第 3 天热退至 36.9℃，咳嗽咳铁锈色痰，胸痛减轻，舌苔薄黄质红。邪热未清，再以前方去细柴胡，改每日 1 剂，连服 3 天后，咳嗽少，胸痛减轻，肺部体征消失，纳增，胸部 X 线复查，肺部炎症已基本消散。于 11 月 5 日病愈出院。

【按语】中医认为肺炎为风温犯肺，肺热壅盛型咳嗽。因风温之邪犯肺，故见发热恶寒；肺热较盛，肺失宣肃，故见咳嗽、胸痛，口渴喜饮；因肺手太阴之脉，起于中焦，下络大肠，还循胃口，上膈，属肺，肺胃有支脉相连，故见纳呆；肺与大肠为表里，肺热下移大肠，故见便秘，然便秘结肠中积热，又加重肺热壅盛。故治当清热解毒兼以通腑。

☯ 宣肺开郁方（赵希明方）

【组成】重楼、金银花、滑石、黄芩各 24g，生石膏 28g，连翘 16g，鲜佩兰、石菖蒲、瓜蒌仁各 11g，麻黄、郁金、清半夏、乳香各 9g，甘草 3g，羚羊角粉（代）1.2g，琥珀 0.9g，（后 2 味冲服）。

【用法】每日 1 剂，水煎服，每日分 2 次服。

【功效】宣肺开郁，清热解毒。用于各种肺炎。

【方解】宣肺开郁方中金银花、

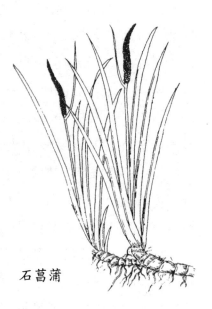

石菖蒲

呼吸系统病 传承老药方

连翘可解毒清热，配麻黄又可宣肺透邪，配生石膏、黄芩、重楼、羚羊角（代）可加重解毒清热之力，防止暑热之邪逆传心包而变生他证；滑石以利湿清热，使暑热之邪从小便而解；佩兰可清暑化湿；石菖蒲、瓜蒌仁、半夏化痰开郁；琥珀可宁心安神；郁金、乳香行气止痛化瘀。

【验案】邢某，女，21 岁，高中生。患者发热恶寒 3 天，头痛，咽部充血，咽痛。体温 38.9℃，扁桃体肿大，胸部透视心肺无异常。诊为扁桃体炎。西医治疗后，体温不降，发热，头痛，日轻夜重，口渴，腹痛，便溏，3 天后体温高达 40℃。化验：血沉72～120mm/h，伤寒血清凝集试验阴性。因身热不退，腹痛不止而来就诊。医生检查：体温 39.3℃，头痛咽痛，两肺呼吸音粗糙。X 线胸片：左下大叶肺炎，腹部无固定压痛。脉弦滑而数。舌质红，苔黄腻。辨证：暑热袭肺，郁闭不解，化热酿毒，损伤肺脏。予上方加味。5 剂药后，身热减轻，体温 36.9℃，腹部不痛。夜能安睡，知饥思食。脉弦数，舌质红燥少津。是热毒外宣，津液亏耗。继服 5 剂后，症状消失，食欲恢复，身觉有力。脉弦虚，舌红润有津。又服此方数剂而愈。

【按语】肺炎为肺热痰阻型风温证。由于暑热袭肺，肺气已闭，化热酿毒，热毒内蕴，炼液为痰，故见头痛，高热，舌质红，苔黄腻，脉弦滑而数；暑热之邪最易伤津耗液，故见口渴喜饮。治法：解毒清热，宣肺开郁。

☯肺气郁闭汤（何晓晖方）

【组成】生石膏 28g，鱼腥草、海蛤粉、金银花各 13g，杏仁、前胡、北沙参各 13g，木蝴蝶 5g，川贝母、橘红各 6g。

【用法】水煎服，每日 1 剂，取汁 400ml，分 2 或 3 次口服，并根据患者年龄体重调整药量。

【功效】适用于支原体肺炎，证属痰热闭肺证，见发热、咳嗽频作，咳痰色白或黄，夜间咳嗽加重，喘息，纳呆，大便干，腹胀，舌质红，苔黄或白腻，脉滑数。

【方解】肺气郁闭汤为山西中医学院第一附属医院的经验方，适用于支原体肺炎表现为痰热闭肺型者。其病机为感受外邪，邪热犯肺，灼津为痰，痰热俱盛，阻于气道，肺气郁闭，宣肃失常。表现为发热、头痛咳嗽、咳痰、喘息等症状。方中鱼腥草、金银花、生石膏清泻肺热，杏仁、前胡止咳宣肺，海蛤粉、川贝母、橘红止咳化痰平喘，木蝴蝶清热利咽止喉痒，肺热津伤，加北沙参以润肺止咳。全方共奏化痰清肺、平喘止咳之功效。

【加减】腹胀纳差者加厚朴、麦芽、山楂各9g；大便干结者加生大黄6～9g；舌黯、唇青者加丹参13g。喘促重者加炙麻黄6g，葶苈子、紫苏子各9g；呕吐重者加竹茹、半夏各6g。

【验案】何某，女，9岁。发热、咳嗽5天，于2005年12月16日入院。临床表现：头痛，发热，咳嗽，有痰，以夜间咳嗽为重，不能平卧，伴纳呆、喘息、腹胀、大便干、舌质红、苔黄厚腻、脉滑数。查：体温39.7℃，呼吸45次/分钟，脉搏85次/分钟，体重26kg。咽充血明显，扁桃体二度肿大，两肺可闻及湿啰音。实验室检查：白细胞计数正常，中性粒细胞略高，血清肺炎支原体抗体IgM（＋）。X线检查：双肺下野斑片影。中医诊断：肺炎喘嗽（痰热闭肺型）。西医诊断：支原体肺炎。治疗：用本方加味：鱼腥草、金银花各16g，生石膏38g，海蛤粉、前胡、葶苈子各13g，川贝母7g，橘红、木蝴蝶、炙麻黄、生大黄各6g，炒麦芽、炒山楂各9g。每日1剂，水煎服。同时予阿奇霉素针0.23g加于5%葡萄糖注射液250ml中静脉滴注。2天后热退，继续治疗5天，1周后症状体征完全消失，复拍X线胸片示：两肺未见点片状影。

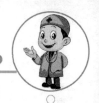

止咳平喘汤（邱健行方）

【组成】川贝母、淡黄芩、桔梗、百部、柴胡、常山、黄药子、杏仁各 5～11g，鱼腥草、大青叶各 10～23g，甘草 2～6g。

【用法】水煎服，每日分 2 次服，每日 1 剂，较小患儿可频服。15 天为 1 个疗程。

【功效】止咳平喘汤功能解毒清热，宣肺止咳，以攻为主，宣降结合，适用于痰热壅肺证。

【方解】方中鱼腥草、大青叶解毒清热，消肿凉血；川贝母、桔梗化痰宣肺，泻热散结；黄药子、杏仁平喘止咳，解毒软坚；黄芩清肺泻热；柴胡疏散解郁；百部、常山祛痰行水；甘草解毒清热，调和药性。诸药相合，使热清毒解，痰除肺宣，咳止喘平，故可取得良好效果。

【加减】咽痛明显或滤泡增生加射干 3～9g；身痛加葛根 5～13g。发热重加石膏 10～28g，知母 3～6g；干咳或痰稠不易咳出，重用桔梗，加前胡 5～13g。

【验案】马某，男，7 岁。1999 年 11 月 6 日初诊。发热咳嗽两个月余，缠绵不愈，近几天发热加重，咳嗽阵作，咽疼头痛，吞咽痛疼，四肢疼痛，疲倦无力。就诊时，面部潮红，发热（体温 39.6℃），咽部红肿充血，扁桃体二度肿大，声音嘶哑，咳痰黄稠而黏，痰中有血丝，舌质红，苔黄，脉滑数；胸部听诊两肺闻及干啰音。胸部 X 线片示：两肺纹理增多增粗紊乱，两肺见斑片状阴影，尤以右下肺为著；血常规：血红蛋白 103g/L，白细胞计数 4.1×10^9/L，中性粒细胞 53%，淋巴细胞 47%；查血支原体抗体阳性。诊断为支原体肺炎。处方：鱼腥草、石膏（先煎）、大青叶、牛角丝各 13g，川贝母、桔梗、常山、柴胡、淡黄芩、黄药子、前胡、杏仁各 5g, 甘草 3g。水煎服, 每日 1 剂, 分 4 次服。服药 4 剂, 发热大减, 咽痛亦止, 余症亦轻, 食增, 仅有偶咳, 不规则低热。处方: 鱼腥草 13g, 川贝母、桔梗、百部、常山、虎杖各 5g, 粉甘草 3g。连服 6 剂, 诸症告平, 肺炎支原体检查阴性。

☯ 金银润肺汤（于己百方）

【组成】连翘 6～16g, 金银花 6～18g, 石膏 15～28g, 薄荷（后入）6～13g, 大青叶 6～16g, 玄参 9～24g, 桔梗 3～9g, 炒杏仁 3～9g, 紫菀 6～11g, 款冬花 6～11g, 炙枇杷叶 9～16g, 炙百部 9～16g, 蝉蜕 3～9g, 甘草 3～6g。

【用法】水煎服, 每日 1 剂, 取汁 200ml, 每日分 2 次服。

【功效】清肺化痰, 润肺止咳。适用于支原体肺炎属痰热蕴肺证者。

【方解】本方为山东省建筑医院医师的经验方。儿童痰热蕴肺型支原体肺炎的病机属邪热壅肺, 热伤肺络出现痰中带血、皮疹等; 热盛阴伤, 肺失宣降, 故见发热、咳嗽; 顽固性干咳或百日咳样咳嗽, 是肺阴受损的表现。方中以金银花、连翘、大青叶解毒清热为君药; 炒杏仁、紫菀、款冬花、炙杷叶、炙百部润肺化痰止咳为臣药; 薄荷、桔梗利咽宣肺, 玄参清热养阴, 蝉蜕镇咳解痉, 共为佐使药。

【加减】咽痛红肿明显加牛蒡子、绿豆、板蓝根; 痰多加鱼腥草、半夏、浙贝母; 憋喘加炙麻黄; 热退阴伤减少清热解毒药物的用量, 加用沙参、麦冬; 病初高热邪在气分重用石膏; 热入营血出疹、舌绛者加赤芍、牡丹皮; 头痛甚者加荆芥、香薷、防风; 久咳可加川贝母、五味子。

【验案】冯某, 男, 9 岁。因发热、头痛、咳嗽 3 天, 在社区医院静脉滴注青霉素和头孢曲松钠及地塞米松治疗，病情没有得到控制，体温虽一度降低但很快又升至 39.3℃，且咳嗽加剧，遂来诊要求中药治疗。诊见患儿咳嗽频作，痰少难咳，咳甚胸痛，食欲减退，大便干结，舌红苔黄而干。查：体温 39.1℃，咽部充血，扁桃体肿大二度，双肺呼吸音粗，右下肺可闻及少许湿啰音。X 线胸片示：右下肺有小片状阴影。血常规：白细胞计数 $5.3×10^9$/L，中性粒细胞 59%，淋巴细胞 48%。西医诊断：支原体肺炎。中医治以解毒清热，化痰润肺止咳。处方：金银花 11g，连翘 13g，石膏 16g，薄荷 9g，大青叶 13g，玄参 11g，桔梗 6g，炒杏仁 4g，紫菀 9g，款冬花 9g，炙枇杷叶 13g，炙百部 13g，蝉蜕 3g，甘草 3g。水煎服，每日 1 剂。服药 2 天体温降至 36.8℃，食欲增加，二便正常，咳嗽大减，上方去石膏、大青叶、薄荷，加沙参 13g，麦冬 13g，川贝 4g。服药 5 剂，咳嗽基本消失，为巩固疗效，原方再服 5 剂疾病痊愈，复查 X 线胸片肺部阴影消失。

定喘除痰散（刘士俊方）

【组成】败酱草 28g，鱼腥草 28g，苇茎 16g，桑白皮 16g，麻黄 11g，薄荷（后下）6g，冬瓜仁 11g，桃仁 11g，杏仁 11g，蒲公英 16g，紫花地丁 16g，野菊花 11g，金银花 11g，石膏 28g，青天葵 11g。

【用法】每日 1 剂，水煎服，每日分 3 次服。

【功效】清热解毒，宣肺化痰。适用于肺炎。

【方解】定喘除痰散由千金苇茎汤合麻杏石甘汤、五味消毒饮加减而成。方中桑白皮易苇茎汤的薏苡仁，合麻杏石甘汤以宣肺清热，除痰定喘，五味消毒饮加鱼腥草、败酱草加强清热解毒泻火的作用，更用薄荷解表，使邪从汗出。大叶性肺炎或其他肺热喘咳等证，虽发热较高，病情较重，均可用本方治疗。

【验案】黄某，男性，26岁。患者发热恶寒3天，体温38.9℃，咳嗽，咳黄稠痰，伴右侧胸痛，纳呆，全身骨痛乏力，舌质红苔黄厚，口干口渴，脉浮滑数。检查：右上肺呼吸音减弱，可闻湿啰音，语颤增强；胸部X线片示：右上肺炎症；血常规：白细胞计数 $15 \times 10^9/L$，中性粒细胞

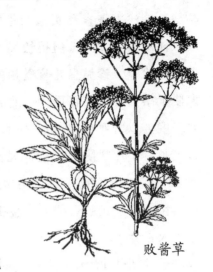

败酱草

87%。辨证：邪热犯肺。用上方治疗。第三天体温降至37.5℃，恶寒消失，痰色由稠黄转为白色，较前易咳出，且胸痛消失，全身症状减轻。上方去薄荷，再服2剂，诸症悉除而愈。

【按语】中医认为，肺炎一证，临床多见痰热壅肺，炎症多属热证、实证。但"炎"不可与"热"等同。即使是急性期其辨证也不可局限于"热"，应考虑多种病因病机。作者在临床也曾用小青龙汤加味治愈多例肺炎患者，可见炎症绝非皆属热证，此为病之变。此种变异多由素体禀赋不足，阳气素虚，感邪后正气无力抗争，或外感寒邪偏重等多种原因所致。临证不可不察，须当因变而变，不可被"炎"字所束。

☯ 和解枢机汤（潘万喜方）

【组成】黄芩28g，柴胡28g，半夏16g，金银花16g，连翘16g，桔梗9g，紫菀9g，冬瓜子16g，枳壳9g，生甘草9g。

【用法】每日1剂，水煎服，每日2次温服。

【功效】清化痰热，和解枢机，宣肃肺气。适用于肺炎。

【方解】中医《金匮要略》曰："病痰饮者，当以温药和之。"肺炎痰饮属性为寒。而临床上，患者单纯寒证已很少见，往往感受风寒之邪久恋不去，风寒化热；或寒饮者复感风热等可出现"痰热""风热""寒热夹杂"等症状，甚则出现痰热壅肺，其表现为咳吐黏液浊痰或黄痰或脓痰为主，伴胸闷、恶寒，胸痛，或伴发热、口干欲饮，苔黄腻，舌质红，脉数或滑数。其病机为风热袭肺，痰热壅阻，枢机不利。因此"病痰热者，当以凉药清之，和解清化为治"。此方乃由小柴胡汤合银翘散加减而成。

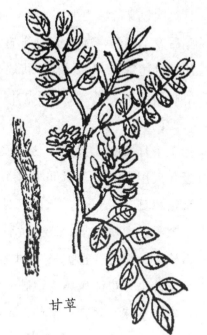

甘草

方中取小柴胡汤和解枢机加减变化，因痰热较甚，邪实为主，故去孩儿参、姜、枣，合金银花、连翘解毒清热，宣肺透邪；桔梗、甘草、冬瓜子祛痰清肺排脓；枳壳理气宽胸；紫菀止咳化痰。

【加减】根据患者症状轻重，而调节柴胡、黄芩、金银花、连翘、半夏的剂量。对年龄大、体质差、精神差、脉率>120次/分钟、气急明显者，应及时采用中西医结合法救治，应用有效抗生素。胸闷胸痛明显，加杏仁、桃仁、郁金、生薏苡仁、鲜芦根活血消痈排脓。大便干结不畅，改枳实，加生大黄、厚朴以通腑清热。若见体温38℃，或脉搏100次/分钟，或白细胞计数$10×10^9$/L，中性粒细胞<80%，柴胡用量一般为15～28g，黄芩为15～28g，金银花为16g，连翘为16g。若体温>38℃，或脉搏>100次/分钟，或白细胞计数>$10×10^9$/L，中性粒细胞>85%，柴胡量可达30～90g，黄芩为30～45g，金银花28g，连翘28g，半夏为20～28g，也可在本方中再加银黄片4片，每日 3 次，穿心莲内酯片 4 片，每日 3 次。对一般清热化痰或抗生素治疗后效不显者，选用重剂柴胡、黄芩、连翘，量在 15～28g，甚者柴胡量可达每日 118g，常可获效。在使用时配以半夏，既可化痰，又可监制其过凉之弊，此乃寒温并用之和法也。

【验案】金某，女，48 岁。反复咳痰史 20 余年，咯血史 10 年，近 1 个月来咳吐黄痰，伴腥臭味，曾在某院服中药治疗，效不显，近几天用青霉素及林可霉素肌内注射后，黄痰稍减。刻诊：咳嗽，痰量每日 50～80ml，色黄，黏稠，气喘，胸闷较甚，食欲缺乏，口干咽干，大便正常，苔薄黄腻，质黯红，脉细滑（96 次/分钟），曾做检查示"支气管扩张"。中医诊断：肺炎。西医诊断：支气管扩张继发感染。辨证属痰热壅肺，清肃失司。治法清化痰热，宣肃肺气。用本方加味。处方：柴胡 28g，黄芩 28g，竹沥、半夏各 16g，金银花 16g，连翘 16g，冬瓜子 16g，紫菀 16g，枳壳 9g，桔梗 9g，生甘草 9g，射干 16g，炙麻黄 3g，郁金 13g，炙鸡内金 13g，生谷芽、麦芽各 16g。7 剂。另：银黄片 4 片 1 次，每日 3 次，穿心莲内酯片 3 片 1 次，每日 3 次，停用抗生素。

第二诊：服药 5 剂，咳痰减少，胸闷显减，咳痰 10 余日，色白黏，欠畅，气喘稍减，纳欠佳，口不干，大便偏烂，日行 1 次，畏风。苔薄黄腻，质黯红，脉细（84 次/分钟）。前法奏效，痰热渐化，继以清热化痰再进，因子病及母，故拟前法参入健脾化痰之品。处方：原方加人参 16g，白术 16g，茯苓 16g。7 剂。中成药同上。

第三诊：咳痰续减，咳痰四五日，白黏，难咳，纳平，口微干，喜温饮，大便质烂，日一行，苔薄黄腻，质黯红，边有齿印，脉细（84 次/分钟）。脾虚之体，余邪未清。今予健脾化痰佐以清化。方拟健脾化痰汤加减。处方：太子参 16g，白术 16g，云茯苓 15 g，甘草 9g，陈皮 13g，制半夏 16g，紫菀 16g，柴胡 16g，黄芩 16g，射干 16g，炙麻黄 3g，生、熟薏苡仁各 16g，炮姜炭 5g，焦山楂、神

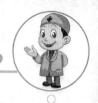

曲各 16g。7 剂。中成药同上。

🔆 芦根生脉汤（李振华方）

【组成】薏苡仁 5g，芦根 18g，桃仁 16g，冬瓜仁 16g，麦冬 18g，鱼腥草 18g，黄芩 13g，沙参 16g，人参 13g，五味子 13g，大黄 5g，甘草 5g。

【用法】水煎服，每日 3 次，每日 1 剂。

【功效】宣肃肺气，清化痰热。适用于肺炎。

【方解】方中芦根、鱼腥草疏散在表之风邪；薏苡仁、桃仁、冬瓜仁、沙参、人参健脾益气；黄芩、五味子、大黄清解在里之肺热；麦冬宣肺散结，合疏风之剂又有解表之功；甘草调和诸药。

【验案】叶某，男，70 岁，因咳嗽 3 个月初诊。患者咳不重，有黄痰，四肢无力，身体瘦弱，胸闷烦热，口干咽干，气短，失眠多梦，便干。体温 37.7℃，双下肺呼吸音减弱。X 线胸片示双下肺大片密度增高影，病程中曾多次静脉滴注抗生素（庆大霉素、青霉素等），咳嗽未减轻，乏力逐渐加重，活动后呼吸困难。查舌红、苔黄，脉沉细。西医诊断肺炎，中医考虑咳嗽（痰热壅肺，气阴两虚）。上方 3 剂后热退，咳吐大量黄痰，味腥臭，胸中烦热减轻，口干等诸症减轻，续服 15 剂，咳嗽消失，双肺炎症吸收，饮食睡眠好。改服人参 11g，天冬 18g，麦冬 18g，生地黄 18g，熟地黄 18g，白术 11g，黄芪 16g，炙甘草 13g，芦根 18g，桔梗 16g，杏仁 13g。5 剂，水煎服，每日 2 次。诸症消失。后嘱以西洋参茶常服。

【按语】患者为老年性肺炎，用大量抗生素效果不佳，此属气阴不足，正虚邪恋，除邪而忽视扶正之故。初治以苇茎汤清肺泻热除痰，生脉散益气养阴润肺。诸症减轻。再以扶正为主，兼清除热而愈。善后以"西洋参茶"养阴益气，扶正固本，防邪再入。

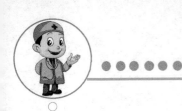

宣肺化痰汤（吕熙方）

【组成】石膏 28g，麻黄 6g，北杏仁 11g，甘草 5g，葶苈、桃仁、连翘各 13g，冬瓜仁、薏苡仁、鱼腥草各 18g，黄芩、金银花各 16g。

【用法】每日 2 剂，早、晚各 1 剂，水煎服。

【功效】宣肺化痰，清热解毒。用于各种肺炎。

【方解】本方乃仲景之麻杏石甘汤合《千金》葶苈汤加鱼腥草等组成，古今医家用麻杏石甘汤治疗肺炎、支气管炎历 1000 余年，疗效肯定，又无耐药性。《千金》葶苈汤治肺痈，肃降甘寒，平稳实效，人所共知，"不仅肺痈之妙药，竟可疗肺痹之危病"。古代所称之肺痹，乃包括各种肺部感染疾病以致肺失清肃之令，阻塞不通之重症。

现两方合用化裁，共奏辛寒宣肺，甘寒肃肺之功，再加上鱼腥草、黄芩、金银花、连翘，其清热毒之力大增。

【加减】痰黄稠者，加瓜蒌、天南星、川贝母以清热化痰；痰阻气急者，加葶苈子、昆布、枇杷叶以肃降肺气；发热甚者，重用石膏。另外再加用双黄连针 3.5g，加入 5% 葡萄糖注射液 500ml 中静脉滴注，每日 1 次，4 天为 1 个疗程。

患者均静脉补液，维持正常的水、电解质、酸碱平衡，用必需的能量支持；如高热不退者，用紫雪丹口服或肌内注射柴胡注射液；如重症伴有低氧血症者，用呼吸机，进行无创面罩机械辅助通气。

【验案】吕某，女，29 岁，工人，发热伴咳嗽 2 天，加重 1 天来诊。同宿舍 8 人先后发病。到医院来诊时见：咳嗽、发热、气促、咳时胸痛，痰少口干，2 天未解大便，尿黄，舌红苔黄腻，脉洪大。查：烦躁，神清，体温 39.1℃，口唇轻度发绀，心率 105 次/分钟，律整，双肺闻及少许湿啰音、呼吸 32 次/分钟，血常规检查正常，X 线胸片示双下肺见斑片状阴影。中医诊断：喘证，属痰热阻肺，热毒炽盛。西医诊断：病毒性肺炎（重症）、急性肺损伤。中医治法：

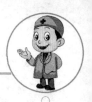

解毒清热，宣肺化痰，止咳平喘。

上方 15 剂，每日 2 剂，分 2 次水煎服。同时用双黄连针剂 35ml 加入 5％葡萄糖注射液 500ml 中静脉滴注，每日 2 次。西医治疗：马上使用呼吸机，用面罩无创通气，用持续气道正压模式，适当用呼气末正压，静脉滴注丙种球蛋白 13g/d，同时维持水、电解质、酸碱平衡。服上药 1 剂后，仍高热达 39.1℃，用紫雪丹 1 支口服，热稍退，但仍高达 38.5℃，不久又上升到 39.3℃，再用上方 1 剂，服药后约 30 分钟，患者解黄燥大便 1 次，进食半碗白粥，出微汗，热渐退。自觉气促，胸痛减，烦闷顿除；第 2 天体温正常，仍守上方治疗 3 天，患者无发热，无胸痛，呼吸平顺，仍有咳嗽，痰多色黄，二便通畅。复查 X 线胸片：双肺斑片状阴影较前明显吸收，超过 50％。继守上方去石膏、麻黄，加贝母，每日 1 剂。治疗 5 天后，复查 X 线胸片：斑片状阴影完全吸收；血气分析结果正常；停用呼吸机，再调理 5 天出院。

☯ 鱼腥草清肺汤（袁海波方）

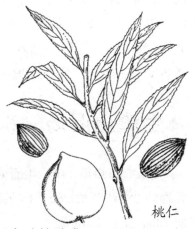

桃仁

【组成】黄芩、赤芍各 16g，金银花、大青叶、鱼腥草、生石膏（先煎）、茜草根各 28g，板蓝根、白茅根各 100g，麻黄、桃仁各 6g，杏仁、川贝母（冲）、郁金、生大黄、生甘草各 13g。

【用法】水煎服，每日 1 剂，每日 3 次分服，连服 15 剂。服药期间忌生冷、辛辣和油腻过多食物。

【功效】解毒清热，定喘宣肺。用于大叶性肺炎。

【方解】鱼腥草清肺汤中金银花、大青叶、黄芩、板蓝根、鱼腥草、生甘草等解毒清热之品以折肺炎之势；生石膏清热；麻黄、杏仁开宣肺气；川贝母化肺中蕴阻之痰热；桃仁、郁金、赤芍止痛活

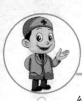

络；白茅根、茜草根凉营止血；更用生大黄通腑泻热，可收釜底抽薪之效。全方共奏解毒清热，通腑泻热，宣开肺气，化痰清热，止血凉血，止痛活络之效。方药对证，故收显效。

【验案】李某，女，31岁，1997年12月23日来医院就诊。患者发热，恶寒，咳嗽胸痛，有黏痰，吐铁锈色痰5天。患者5天前受雨淋而感觉全身不适，次日发热恶寒，胸痛咳嗽，咳嗽有痰。病后3天出现吐铁锈色痰，咳嗽气急，胸痛明显，且小便短赤，大便干燥等。去社区医院检查，诊断为大叶性肺炎，用抗生素治疗2天未见好转。望其面唇青紫，热性病容，烦躁气急，鼻翼煽动。舌质红，苔黄，脉滑数。右侧胸部呼吸运动减低，语音震颤增强，叩诊为浊音，闻及支气管呼吸音和湿啰音。心脏正常，腹软，上腹压之不适，肝脾未扪及，余正常。胸部X线片显示右肺中部大片阴影。血象：白细胞计数 19.6×10^9/L，中性粒细胞85%，淋巴细胞25%。诊断：大叶性肺炎。证属热毒壅肺。治则解毒清热，宣肺定喘。自拟本方：大青叶、金银花、鱼腥草、生石膏（先煎）、茜草根各28g，黄芩、赤芍各16g，白茅根、板蓝根各100g，麻黄、桃仁各6g，杏仁、川贝母（冲）、郁金、生大黄、生甘草各13g。水煎服，日服1剂，3次分服。连服20剂，诸症已除，体征消失，胸部X线片示肺部病变完全吸收，病告痊愈，未见复发。

☯ 生津止渴汤（张学文方）

【组成】知母11g，生石膏（先下）28g，金银花16g，连翘13g，大青叶28g，芦根28g，白茅根28g，桑白皮11g，地骨皮24g，炙前胡13g，生甘草6g。

【用法】每日1剂，水煎服，每日分3次温服。

【功效】宣肺止咳，辛寒清热。适用于肺炎。

【方解】生津止渴汤中，芦、茅根为主清阳明经热，止渴生津；金银花、连翘、大青叶解毒清热，透邪于卫分；桑白皮、地骨皮、前胡泻肺清热，化痰止咳。全方内清外透，给邪气以出路故发热徐退，咳止痛消。

【验案】祝某，男性，22岁，学生。高热、咳嗽、胸痛15天。因外出劳累，2天后出现高热，体温达到38.8℃以上，伴有胸痛、咳嗽，咳少量黄黏痰。医院用青霉素、链霉素治疗3天不见其效，转笔者医院就诊。查血常规：白细胞计数$25×10^9/L$，血沉65mm/h，胸透示左下肺大片实变阴影，痰培养为克雷伯杆菌，确诊为左下肺肺炎。经多种抗生素治疗2周，高热仍然不退，体温仍为38～40℃，既往曾因3次左下肺炎住院。刻下：高热汗出，恶寒恶热，口渴欲饮，干咳少痰，左胸疼痛，神疲乏力，纳食一般，舌红，苔黄燥，脉细滑数。查体：体温39.5℃，呼吸32次/分钟，心率50次/分钟，血压120/75mmHg，急性病容，精神萎靡，左下肺听诊呼吸音弱，叩诊浊音。辨证：风温犯肺，气分热盛。

服药10剂，体温降至38.5℃，口渴汗出减少，纳食不甘，痰不易咳出，舌苔薄白，脉细滑数。守方去芦根、生甘草，加茯苓16g、陈皮13g、焦三仙各13g。再服6剂后，体温波动在37.5℃左右，咳嗽减轻，胃脘不适。守方去生石膏、知母，加黄芩13g、法半夏13g。续服6剂后，体温正常，诸症均愈，停用抗生素，纳食仍差，舌淡，脉细滑。血常规：白细胞计数$5.5×10^9/L$，X线胸片复查左下肺后基底段有密度增高影，考虑炎症合并胸膜病变所致。辨证为病邪乍退而脾胃未复之象。拟从调补脾胃治之，五味异功散加味。处方：党参13g，白术13g，茯苓11g，炙甘草11g，陈皮13g，鸡内金13g，焦三仙13g，水煎服。服药6剂，病愈出院。2周后复查X线胸片示左下肺炎症明显吸收。

☯ **散结利咽散**（何任方）

【组成】苦桔梗、薄荷、牛蒡子各18g，连翘、金银花各28g，生甘草、淡豆豉各16g，竹叶、荆芥穗各11g。

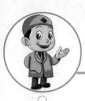

【用法】上药研末为散。每次 18g，以鲜苇根煎汤代水煎药，煎至药香气大出，即趁热服用。病重者，约 6 小时 1 服，日 3 服，夜 1 服；轻者 8 小时 1 服，日 2 服，夜 1 服；3 日为 1 个疗程，可连续用 2 个疗程。

【功效】清热解毒，辛凉透表。适用于急性支气管炎、肺炎、流行性感冒、腮腺炎、百日咳、急性喉头炎及乙型脑炎等属外感温邪，症见发热，或微恶风寒，无汗或有汗而不畅，咳嗽咽痛，头痛口渴，舌尖红，苔薄白或薄黄，脉浮数者。

【方解】方中金银花、连翘解毒清热，轻宣透表，用为主药；荆芥穗、薄荷、淡豆豉辛散表邪，透热外出，是为臣药，其中荆芥穗性味辛温，但温而不燥，且与金银花等辛凉解毒药物同用，则可增强发表之功；牛蒡子、桔梗、甘草，能解毒清热，利咽散结，竹叶、芦根性味甘凉轻清，生津清热而止渴，均用为佐药；甘草补中又能调和诸药，兼为使者。全方性味辛凉，解表与清热解毒药物共同组方，故可用于风热温邪诸证。

【加减】鼻出血者，去芥穗、豆豉，加白茅根、侧柏炭、栀子炭各 9g；咳者，加杏仁；热渐入里，加细生地黄、麦冬；热再不解或小便短者，加知母、黄芩、栀子；胸膈闷者，加藿香、郁金各 9g；渴甚者，加天花粉 9g；项肿咽痛者，加马勃、玄参各 9g。

【验案】赵某，男，14 个月。患儿已经高热咳喘 3 天，入院后医生诊断为肺炎。注射抗生素治疗，3 天后体温正常，但 1 周后发高热，咳嗽稍促。X 线检查：右肺门及右肺下野均有阴影，诊为支气管肺炎复发，继用广谱抗生素治疗，高热仍持续未退，邀请中医会诊。检查：体温 38.8℃，精神不振，呼吸急促，唇红微紫，指纹达风关，色紫。证属：风温犯肺，外感寒邪，郁久化热。治则：清热解毒，平喘止嗽，服用上方。第二诊：体温 38℃，精神好转，咳喘减轻，原方加知母 9g，服 3 剂。第三诊：体温正常，咳嗽减轻，不喘，痰少，指纹色红。又服 1 周，症状消失，恢复健康。

【按语】对于病毒性肺炎，目前尚无有效的抗病毒西药，早期应用

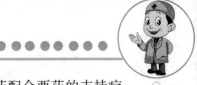

大量抗生素不但无效，反而引起不良反应，而用中药配合西药的支持疗法，不但疗效高、病程短，而且避免了很多不良反应。值得临床推广。

宣肺散卫汤（赵金方）

【组成】石膏28g，金银花16g，连翘、薄荷、杏仁各13g，桔梗5g，甘草3g。

【用法】每日1剂，水煎服，每日2次服用。

【功效】泻热清气，宣肺散卫。适用于肺炎早、中期卫气同病证。症见壮热，微恶寒或不恶寒，汗出不畅，头痛，咳嗽，咳痰白黏夹黄，或伴胸痛，苔黄，脉数。

【方解】宣肺散卫汤系从《伤寒论》麻黄杏仁石膏甘草汤化裁而成，意取中医温病"其在表者，汗而发之，到气才可清气"，一面辛凉散卫，一面寒凉清气，散卫与清气结合。将麻杏石甘汤中的麻黄易为薄荷，改辛温为辛凉，更贴解表透邪之法。方中薄荷配石膏，前者辛凉散卫，后者辛寒清气，拟宗温病传变迅速而立，冀其解表清里并进；又用金银花、连翘合薄荷加强辛凉解表之功；金银花、连翘合石膏专于清热解毒之力，更添散卫清气之效。为弥补开宣肺气、止咳化痰不如麻黄之弊，用杏仁配甘草、桔梗。组方严谨，堪谓外解风热，里泻温热的一首好方剂。

【加减】若表证较重可加荆芥、防风、桑叶；里热炽盛时，加知母、芦根、黄芩、金荞麦等；如咳嗽痰多，加桑白皮、瓜蒌皮、昆布、大贝母。

【验案】张某，女性，38岁。发热咳嗽5天，胸透提示右下肺炎。药用金银花、薄荷、连翘、石膏、杏仁、桔梗、黄芩、桑白皮、法半夏、甘草，煎服，每日1剂。两天后体温降至正常，咳嗽亦明显减少，后继取利肺清热、化痰止咳之品，药如黄芩、桑白皮、杏仁、连翘、牛蒡子、半夏、瓜蒌皮、大贝母、桃仁、桔梗等调治而愈，X线胸透病灶消失。

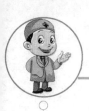

第七章
急性支气管炎

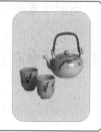

宣降肺气汤（李建新方）

【组成】石膏 24g，麻黄 9g，炙甘草 6g，陈皮 13g，杏仁 13g，枳实 13g，黄芩 13g，瓜蒌子 13g，茯苓 13g，胆南星 16g，制半夏 16g。

【用法】以水浸泡方药约 30 分钟，然后用大火煎药至沸腾，再以小火煎煮 30 分钟。温服，每日分 3 次服用。

【功效】清热化痰，宣降肺气。适用于急性支气管炎。

【方解】宣降肺气汤中麻黄与石膏相用，石膏用量倍于麻黄，既清郁泻热，又制约麻黄宣肺而不助热；麻黄既宣发肺气，又制约石膏清泻而不寒凝；杏仁肃降肺气，与麻黄相用，宣降有度，调理肺气；黄芩清泻肺热；胆南星、瓜蒌子，清肺止咳化痰；枳实宽胸理气，下气消痰；半夏止呕降逆，利湿化痰，杜绝痰生之源；陈皮宽胸理气，利

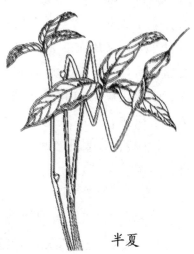

半夏

湿化痰；茯苓渗湿益气；炙甘草既能益肺气，又能防止辛散药伤气。

【加减】热甚者，加金银花、板蓝根、连翘，以清泻肺热；咳甚者，加川贝母、半夏、百部，以宣降肺气止咳；痰多者，加桔梗、瓜蒌皮、白前，以宣降肺气祛痰；胸闷者，加薤白、香附，以行气宽胸等。

【验案】张某，女，46岁，广东人。几天前出现剧烈咳嗽，咳吐黄痰稠黏，胸闷。经实验室检查与胸部X线检查，诊断为急性支气管炎。静脉滴注头孢哌酮钠、舒巴坦钠等抗生素药1周且未见明显好转，现欲改用中药治疗。刻诊：剧烈咳嗽，气喘气粗，痰稠色黄，咳痰不爽，面赤，身热，口渴，舌质红，苔黄厚腻，脉浮数。辨为痰热蕴肺证，治当宣肺降逆，化痰清热。用麻杏石甘汤与清气化痰丸合方：麻黄9g，石膏24g，炙甘草6g，陈皮13g，杏仁13g，枳实13g，黄芩13g，瓜蒌子13g，茯苓13g，胆南星16g，制半夏16g。10剂，水煎服，每日1剂。第二诊：咳嗽，气喘明显好转，复以前方10剂。第三诊：诸症基本消除，又以前方3剂而痊愈。

【按语】根据临床表现咳嗽、气喘、口渴、舌质红辨为热；再根据痰稠色黄、咳痰不爽辨为痰热，以此辨为患者痰热蕴肺证。方以麻杏石甘汤宣肺清热，平喘止咳；以清气化痰丸清肺化痰，理肺降逆。方药相互为用，以奏其功。

☯ 理气化痰汤（徐迪华方）

【组成】桂枝6g，麻黄9g，杏仁11g，炙甘草3g，半夏16g，橘红16g，茯苓9g。

【用法】以水浸泡方药约30分钟，然后用大火煎药至沸腾，再以小火煎煮30分钟。温服，每日分3次服用。

【功效】化痰温肺，健脾燥湿。用于急性支气管炎。

【方解】理气化痰汤中麻黄宣肺散寒；杏仁降肺平喘；桂枝温肺化饮；半夏利湿化痰，降逆利肺；陈皮化痰理气；茯苓化痰渗湿；甘草补益中气，兼防辛散药伤气。

【加减】若咳嗽甚者，加紫菀、川贝母、款冬花，以宣降肺气止咳；若痰多者，加天南星、半夏、桔梗，以燥湿化痰祛痰；若肺寒甚者，加干姜、辛夷、细辛，以温肺化饮；或选用麻黄汤与平胃散加减等。

☯ 石膏止嗽汤（张士舜方）

【组成】柴胡 13g，金银花 10～28g，黄芩 11g，石膏 20～50g，大黄 6g，桑白皮 11g，杏仁 13g，桔梗 13g，炙麻黄 3～6g，芦根 11g，麦冬 13g，生地黄 13g，菊花 13g，薄荷 6g，甘草 6g。

【用法】水煎服，每日 1 剂，日服 2 剂，早、晚各服 1 次；病情重者，分 3 或 4 次水煎服。饭后服。

【功效】清泻肺热，辛凉解表，止咳宣肺，养阴生津。用于支气管炎发作的咳喘。

【方解】方中柴胡、金银花、麻黄清热解毒为主药；辅以黄芩、大黄助桑白皮、芦根养阴清肺润燥；生地黄、菊花凉血解毒而消痈肿；麦冬、杏仁、桔梗润肺止咳，清化热痰；薄荷宣肺利咽；使以甘草泻火解毒，调和诸药。共奏养阴清肺解毒之功。

【加减】身热烦渴，咳嗽气粗，痰多黄稠，胸闷胸痛，脉洪数，可加赤芍药、瓜蒌、郁金、生地榆、玄参；若身热午后为甚，心烦、口渴多饮、腹满、便秘，可加沙参、玄参、天花粉。若兼见恶风，头胀痛，鼻塞流黄涕，咽痛，可加板蓝根 10～28g、马勃 6g、山豆根 9g、玄参 13g；干咳少痰，咳痰不爽，鼻咽干燥，舌苔薄黄少津，可加沙参 10～18g、梨皮 10～18g、栀子 13g、浙贝母 13g。

【验案】石某，28 岁，农民。发热咳嗽 5 天，医生曾按"感冒"

治疗，疗效不佳。现在症见：体温 39.5℃，咳嗽气粗，痰多黄稠，纳差，口渴喜冷饮，小便少色黄，大便 3 日未行，精神不振，舌红苔黄，脉数。两肺听诊呼吸音粗糙，有散在干啰音。血常规白细胞计数 2.4×10^9/L，中性粒细胞 85%，淋巴细胞 15%。X 线胸片示两肺纹理增粗。临床诊断：急性支气管炎，即中医肺热咳嗽。治则清肺泻热，宣肺止咳，养阴生津，用清金止嗽方加解毒清热之品，5日后，诸症悉除，检查均正常。

☯ 清肺调降汤（孙秉严方）

【组成】连翘 16g，金银花 28g，鱼腥草 28g，桔梗 11g，黄芩 13g，大青叶 28g，石膏 28g，芦根 28g，炒杏仁 13g，知母 13g，瓜蒌皮 13g，桑白皮 13g，甘草 13g。

【用法】水煎服。每日 1 剂，每日分 2 次服，早、晚各 1 次。

【功效】化痰，清肺止咳。用于支气管炎、急性气管炎。

【方解】急性气管炎、支气管炎属我国中医的"风温肺热"范畴，发病原因多为邪热由口鼻而入，侵犯肺系致邪热壅肺，肺气不宣失其肃降之职，致肺气上逆，故治疗宜清肺热调肃降，化痰止咳为主，痰热壅肺，痰阻肺络气道不通，上逆而致咳嗽吐痰，其病理机制主要是肺气郁闭，痰热是主要的病理产物，故重用金银花、连翘、黄芩、鱼腥草、大青叶解毒清热，石膏、知母、芦根去肺胃邪热，杏仁、瓜蒌皮止咳平喘润肠，桑白皮消炎清热利尿，桔梗、甘草止咳祛痰，根据病情可适当加入白前、款冬花、半夏之类强化化痰止咳之功效。故诸药相互为用可使病因除，肺热清，肃降功能恢复正常，而诸症皆除。

【验案】冯某，女，41 岁，1996 年 5 月 27 日来医院就诊。几天前突感咽痛，头痛，全身酸痛不适，轻度恶寒，现在体温达 38.6℃，胸闷咳嗽加重，体检咽部明显充血，颌下淋巴结轻度肿大，白细胞计数正常，中性粒细胞82％，舌质淡苔黄，脉浮紧，两肺可闻及散在干湿啰音，X线检查示：支气管炎。证属风热闭肺。给以清肺止咳化痰汤加减：鱼腥草28g，金银花28g，桔梗13g，石膏28g，知母13g，黄芩13g，桑白皮13g，瓜蒌18g，炒牛蒡子13g，淡竹叶13g，芦根28g，陈皮13g，每日1剂，5剂后咳嗽、吐痰，胸闷大减，体温恢复正常，继用上方5剂后，诸症悉除，X线胸透未见异常。

贝母止咳汤（杨利华方）

【组成】前胡16g，荆芥13g，白前13g，杏仁13g，浙贝母16g，化橘红13g，连翘16g，百部16g，紫菀16g，桔梗13g，甘草6g，苇茎28g。

【用法】水煎服，每日1剂，每7剂为1个疗程，一般治疗1～2个疗程。

【功效】化痰利咽，清热解毒。适用于急性支气管炎，喉痒胸闷，咳嗽夜甚，多痰，日久不愈，证属痰热壅肺之轻证。

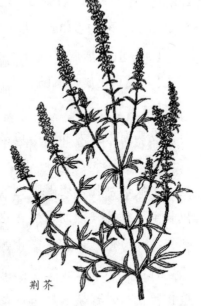

荆芥

【方解】中医认为"急性支气管炎"多因感冒而起，故不可强制其咳，或"兜涩其痰"。以荆芥疏散积久之寒邪，再以前胡下气排痰，白前祛深部之痰，浙贝母、化橘红化痰利咽，杏仁、桔梗排痰利肺，紫菀、百部润肺止咳，甘草、连翘解毒清热，苇茎清热生津保肺。全方重在祛邪化

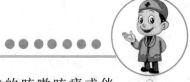

痰，清肺生津，而达止嗽之功。故对气管炎所致的咳嗽咳痰或伴喘息的病例有较好疗效，对急性支气管炎较慢性支气管炎疗效为佳。临床如能结合辨证早期用，可提高疗效。

【加减】热甚伤津加沙参 16g，天花粉 16g；久咳痰黏加炙麻黄 9g，五味子 9g；喘息加地龙 16g，白果 13g。肺热加黄芩 13g，鱼腥草 24g；咽痛加射干 11g，马勃 11g；痰多加半夏 11g，竹茹 16g。

【验案】罗某，男，48 岁，2002 年 12 月 12 日因咳嗽、喘息 4 天入院。4 天前因受雨淋出现胸闷乏力，咳嗽，咳白色黏痰，咳痰不利，伴喘息，动则尤甚，吞咽不适，曾经"青霉素 V 钾"、"甘草片"等药物治疗，咳嗽无好转，咳黄色黏痰，痰量中等，喘息胸闷，气促。胸部 X 线片，诊断为急性支气管炎。入院后，察其舌脉，舌红苔黄，脉滑数。辨证：咳嗽（痰热郁肺，肺失宣肃）。治法：宣肺清热，祛痰平喘。处方：荆芥 13g，前胡 16g，白前 13g，杏仁 13g，浙贝母 16g，化橘红 13g，连翘 16g，桔梗 16g，甘草 13g，苇茎 28g，地龙 16g，侧柏叶 16g。每日 1 剂，连服 3 日，诸症大减。上方去侧柏叶，加瓜蒌仁 11g，2 剂。药后诸症获愈出院。

☯ 降气化痰汤（陈伯咸方）

【组成】杏仁、桔梗、白前、橘红各 13g，麻黄 4g，百部 16g，玄参 18g，花椒、五味子各 2g。

【用法】水煎服，每日 1 剂，每日 2 次，早、晚分服，观察3～7 天。服药期间饮食清淡，忌油腻辛辣之品。

【功效】解表宣肺，化痰止咳。适用于风寒袭肺兼痰湿阻肺证之急性支气管炎，以咳嗽阵作，鼻塞，咽痒，痰白而黏，胸闷而喘为指征。

【方解】降气化痰汤中麻黄为肺经主药，宣肺止咳散寒，使风寒之邪祛而肺气宣，但麻黄用量不宜过大，以免出汗过多，耗损肺气；

杏仁肃降肺气而止咳，一宣一降，肺气调畅；桔梗利咽化痰，助麻黄宣肺；白前降气化痰，助杏仁肃肺降气；百部、橘红化痰止咳，花椒辛麻，以除咽痒，五味子酸甘，以敛肺止咳。全方具有宣肺散寒、化痰止咳作用。

【加减】痰多、便干加瓜蒌仁 8g；痰多、便稀加苍术、茯苓各 13g；咽痛加连翘 16g。鼻塞，加辛夷 13g；头痛加羌活 8g。

【验案】何某，女，20 岁，2007 年 10 月 25 日来医院就诊。患者 3 天前受风受凉后出现头痛、鼻塞流涕、咽痛、咳嗽，经口服"阿莫西林、银翘片、克感敏"等药物，不见效，又现身痛，阵阵剧咳，痰白而黏，舌苔薄白，脉浮。检查：体温 37.5℃，咽部稍充血，扁桃体无肿大，听诊双肺呼吸音粗糙，未闻及干、湿啰音。X 线胸透提示：急性支气管炎。血常规正常。西医诊断：支气管炎。中医诊断：咳嗽，辨证属风寒袭肺，痰湿阻滞。治则：疏风散寒，化痰止咳。方药：麻黄 4g，杏仁、桔梗、白前、橘红各 13g，百部 16g，玄参 18g，花椒、五味子各 2g。服药 2 剂后咳嗽减轻，继服原方加减 5 剂，咳嗽缓解，加减再服 5 剂，症状痊愈。

加味清泻肺热汤（陈福如方）

【组成】半夏、川贝母各 13g，炙桑白皮、杏仁、黄芩、桔梗、栀子各 16g，鱼腥草 28g。

【用法】水煎服，每日 1 剂，每日分 2 次服用，早、晚各 1 次。服药期间停用其他药物；忌食辛辣，戒烟、戒酒。

【功效】化痰止咳，涤肺平喘。适用于痰热壅肺证之急性支气管炎。

【方解】加味清泻肺热即古方桑白皮汤（《景岳全书》）加味而成，以桑白皮、半夏、杏仁、川贝母化痰止咳，黄芩、栀子、鱼腥草清肺泻热，桔梗乃舟楫之药，导引诸药上及于肺。

【加减】胸腹胀满，不思饮食者，加焦三仙各 16g，枳实 13g；伴气虚者，加党参 11g，黄芪 16g；兼风寒表证者，加荆芥、防风各 13g；兼风热表证者，加桑叶 13g，薄荷 6g；咳嗽、咳痰明显者，加橘红、炙百部各 16g，全瓜蒌 28g；伴喘息者，加地龙 13g，蜜麻黄 13g。

【验案】张某，男，41 岁，广西人。1997 年 3 月 12 日就诊。自述 10 天前因"感冒"出现咳嗽、咳白色痰，伴流涕、鼻塞、咽痒等症状，经自服"速效感冒胶囊"等药后，鼻塞、流涕等症状减轻，但咳嗽、咳痰等症未减，特来门诊治疗。患者就诊时咳嗽，咳黄色稠痰，有血丝，气粗，面红，舌红苔黄，脉滑数。听诊两肺呼吸音粗。西医诊断：急性支气管炎。中医诊断：咳嗽（痰热郁肺），治则宣肺清热，止咳化痰，方用桑白皮汤加味。处方：桑白皮（炙）、杏仁、黄芩、半夏、川贝母、桔梗、山栀子、橘红各 16g，全瓜蒌 16g，鱼腥草 60g，生大黄（后下）、甘草各 6g，2 剂，水煎服。1997 年 3 月 15 日复诊，诉诸症大减，偶尔咳嗽，饮食不佳。上方去大黄，加焦三仙各 16g，3 剂，水煎服。后告愈。

【按语】急性气管炎、支气管炎属中医学的"风温肺热"范畴。多因邪热由口鼻而入，或从皮毛而受，邪热侵犯肺系致邪热壅肺，肺气不宣失其肃降之职，致肺气上逆，故治宜清肺热调肃降，止咳化痰为主，痰热壅肺，痰阻肺络气道不通，上逆而致咳嗽吐痰，其病理机制主要是肺气郁闭，痰热是主要的病理产物。

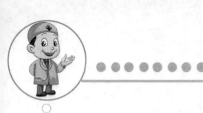

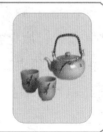

第八章
慢性支气管炎

☯ 化痰定喘汤（陈镜合方）

【组成】南沙参 16g，太子参 13g，麦冬 13g，桃仁、杏仁各 13g，百合 16g，僵蚕 6g，胆南星 6g，地龙 11g，白芍 16g，川贝母 9g，枇杷叶 16g，紫苏子 11g，葶苈子 13g，炙甘草 6g。

【用法】每日 1 剂，水煎服，每日分 2 次服。

【功效】清肺养阴，化痰定喘。用于治疗慢性支气管炎。

【方解】化痰定喘汤中以沙参、太子参、麦冬、百合、川贝母、白芍滋阴润肺，以枇杷叶、杏仁、桃仁、地龙、僵蚕、胆南星、葶苈子、川贝母化痰定喘，甘草化痰并调和诸药。

【验案】路某，男，79 岁。于 2001 年 3 月 16 日"因咳喘反复发作 30 余年，复发并加重半月"就诊。患者曾有慢性支气管炎病史 20 余年，10 天前受凉后复发，出现胸痛、高热、咳嗽、喘憋，在某医院诊为"慢性支气管炎并双下肺感染"住院 1 周，经用青霉素及支持疗法输液治疗后，症状好转，唯喘息不减，遂来就诊。刻下：自述喘憋胸闷，气短懒言，心悸痛，口苦喜饮，食欲缺乏，夜不能卧，咳轻痰少，耳鸣耳聋，夜间四肢肌肉抽动，疲乏无力，大便干，3 日未行，小便短少，舌干红无苔，脉沉涩结代。血压 130/90mmHg，呼吸 25 次/分钟，脉搏 129 次/分钟，体温 36.5℃。患者面色晦黯无光泽，喘息不止，张口抬肩。颈静脉怒张，桶状胸，听诊双肺均可闻及喘鸣音，肺底细湿啰音。心音强弱不一，心律不齐。双下肢轻度浮肿。心电图示：快速心房颤动，心室率 129 次/分钟，T 波改变。辨证为肺肾阴虚，痰涎壅盛。上方 15 剂治疗。

第二诊：患者喘憋明显减轻，仍有轻度气短，偶有心悸，耳鸣耳聋，食欲差，口干喜饮，舌红少苔，脉沉涩。听诊：双肺散在少量喘鸣音，双肺底细湿啰音，心律齐。心电图示：窦性心律，偶发房性期前收缩。以上方加减：太子参 13g，南沙参 16g，麦冬 13g，僵蚕 6g，胆南星 6g，地龙 11g，白芍 16g，川贝母 9g，枇杷叶 16g，葶苈子 16g，炙甘草 6g，五味子 4g，枸杞子 11g，制何首乌 11g。每日 1 剂，7 剂。

第三诊：患者面色润泽，神清气爽，自述喘消气平，胃纳佳，唯耳鸣腰酸未去，继服六味地黄丸调理。

【按语】中医认为喘证不外实喘和虚喘。本病例患者属虚喘，但其虚不以气虚为主，而以阴虚为主。究其原因，一是热盛伤阴，二是年岁已高，肾精已亏，心肺之阴失其充养；三是抗生素损伤阴津。高热虽去，阴津已伤，致使痰涎壅热。故一诊养心肺之阴为主以治本，辅以清肺定喘以治标。二诊后喘息已平，加入滋肾养阴之何首乌、枸杞子、五味子，补肾纳气以定喘，缓图治本，以防复发。三诊六味地黄丸善后。

☯ 温阳散寒汤（金洪元方）

【组成】甘草、细辛各 6g，茯苓、半夏各 16g，干姜、五味子各 13g。

【用法】水煎服，去渣，每日 1 剂，分 3 次温服。

【功效】降逆温肺。适用于肺寒停饮，胸满，咳嗽，心悸，眩晕而呕者。现临床用于慢性支气管炎、肺气肿等病属于寒饮内停者。

【方解】温阳散寒汤中干姜、细辛散寒温阳以化饮；五味子收敛肺气而止咳；茯苓渗湿健脾以杜水饮之源；半夏利湿化痰而止呕降逆；甘草补中调和诸药。配合成方，散中有收，开中有合，标本兼治，共奏温化寒饮之功。

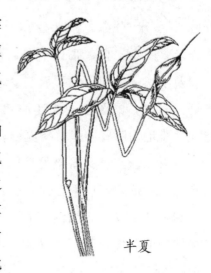

半夏

【验案】田某，男，35岁，工人。1976年8月30日来医院就诊。患者咳嗽反复不愈已3个月，经检查肺部正常。医生诊见咳嗽，痰黏，色黄黯，咽痒咽干，手足心发热，睡眠欠佳，口干思饮，纳差，二便正常。苔薄白，脉沉弦滑。西医诊断：慢性气管炎。患者阴虚肺热，风寒束肺，经久失宣。以上方药服10剂后，咳嗽减轻大半，纳食不香，手足心热，二便调，脉沉弦，苔薄白。继服10剂，咳嗽基本痊愈。

☯ 涤痰祛瘀汤（冯振阳方）

【组成】熟附子13g，生黄芪16g，葶苈子16g，小青皮16g，广陈皮13g，牡荆子16g，生麻黄13g，南杏仁13g，紫菀13g，款冬花13g。

【用法】水煎服，每日1剂。每日分3次服。

【功效】涤痰祛瘀，温补阳气，宣畅肺气。适用于老年人气管炎。

【验案】陆某，女，66岁，1991年1月11日来医院就诊。患者反复咳喘5余年。患者缘于5年前无明显诱因出现咳嗽、咳痰，后受寒加重易发，冬季较甚。近 1 年来咳嗽加重，伴有气喘。在社区医院诊断为慢性支气管炎（喘息型）。4 天前，因气候骤变寒冷，咳嗽夜间加重，痰白而黏稠，气短，气喘，在社区医院诊治，用"乙酰螺旋霉素、必嗽平、氨茶碱"等药口服，症状好转。就诊时，咳喘仍存，且背部怯寒，唇黯，口干不苦，二便正常，舌红黯，苔黄腻，脉弦滑数。辨证：阳气虚弱，痰瘀化热。用上方治疗。每日 1 剂，5 剂。

第二诊：咳嗽、气喘减轻，痰量明显减少，但仍感背部怯寒，肢冷，舌偏黯，苔薄黄，脉弦滑。续用上法加强温补阳气之品。

处方：生黄芪 16g，熟附子 13g，桂枝 13g，茯苓 16g，白术 13g，炙甘草 6g，紫菀 13g，款冬花 13g，法半夏 13g，陈皮 13g，葶苈子 13g，牡荆子 16g。7 剂。

第三诊：患者咳喘控制，背怯寒减轻，肢末转温。此乃阳气渐复之象，继服上方 15 余剂，阳虚症状明显好转，仅活动后感气短，后续以温补阳气治之，配合复方参蛤片，每次 6 片，1 日 3 次，巩固疗效，咳喘年余未发。

【按语】慢性咳喘缓解期多以阳气虚弱、痰瘀伏肺证并见，属中医"虚喘"范围，因虚中夹实，故治以温阳补气以化痰散瘀，虚实齐治，待阳气渐复，改善痰瘀症状，继以温肺补肾之阳为主，缓收其功。阳虚之因，除与先天禀赋不足有关外，还与痰瘀伏肺伤及阳气和咳喘反复发作重伤阳气有关。阳气亏虚，无力温痰散瘀，痰瘀不去，重伤阳气形成恶性循环。临床呈现阳虚证与痰瘀化热证并见时，而阳虚为其根本，故在熟附子、生黄芪、桂枝、茯苓、白术、炙甘草的基础上，配合复方参蛤片温补阳气以散痰瘀，即收效甚捷。

☯ **温补阳气汤（任宇雷方）**

【组成】黄芩、生桑皮各 11g，党参、茯苓各 16g，当归、赤芍、白术、五味子各 13g，陈皮、半夏、麻黄、桂枝各 6g，葶苈子、甘草各 9g。

【用法】水煎服，每天 1 剂，每日分 2 次服。2 周为 1 个疗程，疗程间隔 4 天。

【功效】暖肺散寒，宣郁肃肺。用于治疗慢性支气管炎。

【方解】方中半夏、陈皮有较强的镇咳、祛痰抑菌、抗炎作用，对支气管有扩张作用；甘草具有氢化可的松样的抗炎作用，能加强支气管的分泌，使痰易咳出，镇咳祛痰，疗效显著；麻黄、葶苈子均有平喘镇咳作用，麻黄能松弛支气管平滑肌，葶苈子疗痰涎阻滞、咳嗽喘促的实证，有消痰泻肺平喘之效，黄芩有较广的抗菌谱，对金黄色葡萄球菌、肺炎球菌等 10 余种细菌有不同程度的抗菌作用；白术、党参、茯苓均能增强机体免疫功能，增强抵抗力而起益肺脾肾之功；当归、赤芍化瘀活血，疏通肺络，有利顽痰咳出。温补阳气汤用于慢性支气管炎、支气管哮喘的治疗，经临床病例观察，疗效显著，且无毒性作用，更不产生耐药性，特别是对老年患者肺、脾、肾虚型疗效更好，尤其适用于西药治疗疗效较差的患者。

【验案】黄某，女，57 岁。1994 年 12 月 10 日初诊，有哮喘 12 年，受寒劳累即发，冬、春加重，近 3 天呼吸困难，咳痰，气急不得平卧，下肢轻度水肿，服抗生素、氨茶碱、氟美松等不能控制，舌淡苔薄腻，脉细滑。胸部 X 线透视诊为：慢性支气管炎、肺气肿。投本方 10 剂，再诊喘咳减轻，水肿渐消，但活动则喘甚，脉细滑。效不更方，守方继服 10 剂。复诊时，哮喘已平，唯轻咳痰少，伴纳呆，守上方加春砂仁 6g，服 15 剂。药后，诸症消失，食量增加。追访 3 年，哮喘未复发。

【按语】根据本病日轻夜重、秋冬较甚的发病特点，性属虚寒，当以温补为主进行加减治疗，打破了传统的宣肺化痰、止咳平喘，或宣肺解表，或清热化痰，或温肺化饮等单一治法，而是采用寒热

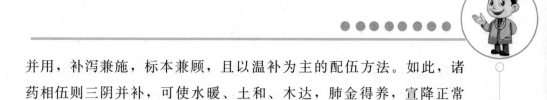

并用，补泻兼施，标本兼顾，且以温补为主的配伍方法。如此，诸药相伍则三阴并补，可使水暖、土和、木达，肺金得养，宣降正常则咳喘自愈，故临床用之多获佳效。

☯ 化痰解毒汤（吴天来方）

【组成】制半夏10～28g，泽漆15～50g，陈皮13g，紫菀16g，白前16g，桂枝9g，生姜3g，黄芩16g，桔梗9g，枳壳9g，甘草9g。

【用法】水煎服，每日1剂，每日2次，分早、晚各服1次。

【功效】消饮化痰，宣肺止咳。用于老年慢性支气管炎。

【方解】本方为宣肺止咳方。方中泽漆补胃经不足；半夏、白前、陈皮、桂枝理气利湿；生姜散体内之寒，促进肺经蠕动；黄芩、紫菀去肺和膀胱之热，有利尿作用；桔梗、枳壳、甘草宣肺止咳，和中祛湿。

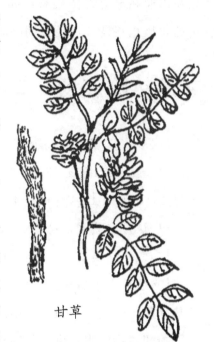

甘草

【加减】咳喘气虚者加玉屏风散；寒喘痰多者合射干麻黄汤加减；痰黏稠厚浊者加地龙，重用黄芩、半夏；阴虚痰饮者合千金麦冬汤加减；纳呆便溏者合用香砂六君子汤加减。

【验案】吴某，女，38岁。患者咳嗽10年，痰多8年。体检两肺正常，胸部X线片示肺纹理明显增粗，肺功能无异常。诊断为慢性支气管炎急性发作。诊时咳嗽频作，痰黄白量多，平步则喘，口干喜饮，苔薄腻，舌尖红，脉细数。治则清热化痰，止咳降逆，佐以益气固表，给予上方，黄芩用量加大到20g。经治2周后咳嗽明显减轻，续服30剂，咳、痰、喘症明显缓解。继以健脾益气补肾，佐以化痰善后，终于将10年顽疾近期控制。

【按语】本方原为仲景《金匮要略》中的泽漆汤方，原有紫参一味，其性味苦寒，故以辛温之紫菀代之，并在原方中加用宽胸理气之品以通利水道，使痰有出路。此是适用于寒、热、虚、实错杂病证的化痰止咳良方，经长期临床应用疗效可靠。

☯ 清热除痰汤（王正芳方）

【组成】瓜蒌16g，杏仁13g，半夏13g，炙麻黄6g，紫苏子13g，枳壳11g，陈皮13g，牛蒡子13g，桔梗13g，枇杷叶11g，川贝母13g，前胡11g，白前11g。

【用法】水煎服，每日1剂，每日2次，分早、晚各服1次。

【功效】除痰清热，降气宽胸。适用于慢性支气管炎。

【方解】方中瓜蒌、杏仁、桔梗宣肺止咳；枇杷叶、贝母、白前清热除痰；陈皮顺气逐痰；枳壳、牛蒡子利气镇静，解痉治喘；贝母、前胡清热解表；麻黄祛表里之热，祛胸胁之邪、消痰止咳。

【验案】张某，女，65岁，农民。1987年1月16日来医院就诊。患者咳嗽喘息15余年，加重1周。伴喘促少气，胸闷、胸痛，咳白色泡沫痰或黄痰，质稠，量多，咳嗽以晨起或夜间为重。面色白，神疲，口唇晦滞，舌质紫黯，苔薄黄微腻，脉弦滑。X线胸透：慢性支气管炎并肺气肿。系痰热壅肺，肺气不宣之咳喘。治以清热利痰，平喘宣肺为原则，以本方加减。服10剂后，咳喘明显减轻，但仍痰多乏力。在原方基础上加补脾益肾之品，又进15剂，诸症平。

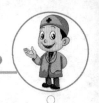

降气化痰汤（李克绍方）

【组成】杏仁 13g，麻黄 13g，石膏 28g，甘草 8g，紫苏子 13g，白芥子 6g，莱菔子 13g，干姜 13g，细辛 13g，五味子 6g，川贝母 13g，米壳 6g。

【用法】水煎服，每日 1 剂，每日 2 次，分早、晚各服 1 次。巩固疗效时，以此方配制成丸剂口服。

【功效】降气化痰，清热宣肺，止咳平喘。用于治疗慢性支气管炎。

【方解】本方主治为伤寒表证未解，里热炽盛，故解表与清里兼顾。方中石膏、杏仁清热除烦；麻黄、细辛发汗解表为臣，紫苏子、白芥子、五味子以泻三焦之火为佐；莱菔子理气生津；干姜、米壳配合成方，发表而不助里热，清热而不失治表。全为表里双解之良剂。

【加减】咳轻痰多者，加前胡、半夏、橘红；痰少咳重者，加枇杷叶、苦杏仁、桑白皮；内热外感者，加金银花、连翘、板蓝根、牛蒡子、菊花等。

【验案】金某，男，58 岁。患者体质素弱，患慢性气管炎 20 余年，经年累月不愈，每逢秋冬加重，春夏稍轻，但平日仍是咳嗽吐痰，喉如拽锯。甚则不能平卧，应用氨茶碱及定喘喷雾剂，尚不能改善症状。经用四子克喘汤加味治疗，嘱其如无大变化即坚持久服，平稳时即停药，病情一直稳定，无剧烈发作。

【按语】降气化痰汤由麻杏石甘汤、青龙汤、三子养亲汤三方加减而成，经临床验证，疗效满意。麻黄在血压过高或心房颤动或服后不能入睡时可酌症减量或易以香薷；干姜非阳盛伤津不宜轻动，细辛少用则疗效差；石膏如老中医云："如咳痰甚爽，痰薄不厚者，石膏不适用也。"本方药味在一般情况下不随意变动。

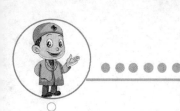

温肺平喘汤（钱伯飞方）

【组成】细辛3～6g，麻黄、法半夏、杏仁、紫苏子、厚朴、枳壳各13g，五味子、干姜、甘草各6g，茯苓16g。

【用法】水煎服，每日1剂，煎煮（约30分钟）2次，取药汁和合，约450ml，等量分三份，日二夜一温服。

【功效】散寒温肺，止咳平喘，化痰蠲饮。适用于寒饮咳喘，或痰饮内伏，复加外寒诱发之支气管哮喘、慢性支气管炎等症。症见咳喘胸满，昼轻夜重，痰质清稀夹有泡沫，痰白质黏，形寒肢冷，背部寒冷，苔白滑或白厚，脉偏弦或弦滑。

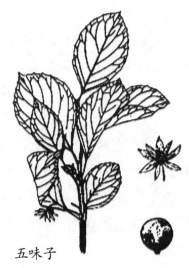

五味子

【方解】本方以《金匮要略》苓甘五味姜辛汤和厚朴麻黄汤为基础加减而成。方中麻黄、杏仁、细辛、干姜为主药，散寒温肺，平喘宣肺；辅以法半夏、茯苓利湿化痰；厚朴、枳壳理气平喘化痰；五味子敛肺且防诸药辛燥太过；甘草补中调和诸药。是方宣降合用，散收相伍，共奏化痰温肺、平喘止咳之功。

【加减】痰涎壅盛，大便不通者，加葶苈子、白芥子、路路通、桃仁以泻肺涤痰，润肺通便；胸痛气塞者，加瓜蒌皮、郁金以宽胸理气，通络化痰；痰色转黄，口干渴者，去麻黄，减干姜用量，加川贝母、天花粉以清肺生津，化痰止咳。若咳嗽痰多，苔厚腻者加冬瓜仁、白术、甘草、桔梗以健脾祛湿，清肺化痰；咳喘较甚者加紫菀、款冬花、前胡、千日红、桑白皮以降气平喘，止咳化痰。

【按语】此方用法颇具特点，因其咳喘日轻夜甚，故除日服2次外，择夜间阴寒之气较甚、阳气较弱之时即临睡前加服 1 次，以加强助阳散寒、温痰化饮之效。本方辨证关键是要掌握患者寒饮阻肺，反复咳喘，痰质清稀，形寒肢冷的病症特点。若属痰热咳喘，则不可妄投。

☯ 清疏养肝加减方（高体三方）

【组成】党参 16g，茯苓 18g，附子 13g，干姜 13g，五味子 11g，细辛 3g，陈皮 16g，半夏 16g，杏仁 13g，当归 16g，地龙 11g，炙甘草 13g。

【用法】每日 1 剂，水煎服，每日 2 次，早、晚各 1 次。

【功效】温肾补脾，宣肺化痰，清疏养肝，止咳平喘。用于慢性支气管炎。

【方解】支气管炎症状虽在肺，但与肺、脾、肾三脏密切相关。以虚寒为本，木火刑金、痰浊壅肺为标。治当温脾补肾，清疏养肝，化痰宣肺，平喘止咳。本方乃茯苓四逆汤、苓甘五味姜辛汤和二陈汤三方加减组合而成。其中茯苓四逆汤大辛大热，入于脾肾以温肾暖脾、培土生金；苓甘五味姜辛汤温脾补肺以化痰饮，宣降肺气以平咳喘，二方相合，重在温补，以固其本。二陈汤利湿化痰，健脾和中，杏仁化痰止咳，降气平喘。配伍当归、地龙温补养血，疏肝活瘀。地龙据现代药理研究具有抗组胺及扩张气管作用，具有独特的止咳平喘之功。

【加减】口干苦、咳痰黄稠、舌苔黄腻者加柴胡、黄芩、苦参、瓜蒌仁、川贝母；阴虚者去陈皮、白芍、半夏，加沙参、生地黄、麦冬；胸闷者加全瓜蒌、柿蒂、枳壳；喘急者加麻黄、石膏、厚朴。

☯ 燥湿健脾汤（聂惠民方）

【组成】半夏 16g，陈皮 16g，苍术 13g，款冬花 16g，白前 16g，

紫苏子 16g，炙百部 16g，穿山龙 16g，茯苓 16g，黄芩 16g，甘草 16g。

【用法】水煎服，每日 1 剂。

【功效】化痰止咳，燥湿健脾。适用于慢性支气管炎，辨证属于痰湿型，以咳痰白黏，咳嗽痰多，晨起或食后尤甚，伴胸闷脘痞，舌苔白腻，脉滑等为主症者。

【方解】燥湿健脾汤中用陈皮、半夏、苍术利湿化痰，和中降逆为君。款冬花、紫菀、白前、紫苏子、炙百部、穿山龙祛痰止咳以平喘，共为臣药。茯苓健脾利湿，助陈皮以化痰；黄芩性味苦燥寒凉清肺，以防温燥太过，痰湿化热之弊，合为佐药。甘草和中调药，祛痰为使药。纵观全方，用陈皮、半夏、苍术化痰燥湿似嫌不足，遂增加止咳祛痰之药物。中医认为湿痰的形成，缘于肺失清肃，脾失健运。但每因痰湿壅遏肺气，会再度导致肺失宣降，影响肺的水津输布，湿困脾阳，聚湿为痰，从而加重痰湿的病证，故伍以相应的祛痰止咳药尤为重要。

☯痰毒郁结汤（高辉远方）

【组成】制半夏 13g，黛蛤散（包）13g，全瓜蒌 28g，黄连 3g，桑白皮 13g，杏仁 13g，葶苈子 13g，车前子 13g，炙款冬花 13g，地龙 13g，鱼腥草 28g。

【用法】每日 1 剂，水煎服，每日 2 次，分早、晚服用。7 天为 1 个疗程。

【功效】化痰散结，解毒清热，宣郁通络。适用于外感后咳嗽、过敏性咳嗽急、慢性支气管炎、所致顽固性咳嗽，证属痰毒郁结肺失清肃者。临床表现为咳嗽，咳声重浊，或夜咳阵阵，咳痰，痰稠色黄或白，胸胁闷痛，咳痰不爽，气急，咽痒，潮热，舌淡胖或紫暗，苔薄黄或厚腻，脉弦滑或细涩。咳嗽、咳痰均在 1 个月以上，

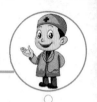

大多曾用西药治疗而收效不显。

【方解】以方中黛蛤散（青黛、蛤壳）疏肝清火宣肺，宣郁化痰解毒；小陷胸汤（制半夏、全瓜蒌、黄连）辛开苦降，化痰散结，解毒清热，理气宽胸；桑白皮、车前子化痰清热；鱼腥草解毒止咳镇痛；杏仁、葶苈子、炙款冬花宣肺降气，化痰止咳；地龙清热平喘通络。热毒既清，伏痰得化，则肺气宣畅，咳嗽自平。

【加减】痰中带有血丝者，去制半夏，加白及、藕节炭；痰多、气急明显者，加紫苏子、天南星、生薏苡仁；口干咽燥、咳痰不爽者，加知母、玉竹、玄参；鼻塞流涕者，加前胡、桔梗；咽痒、干咳者，加蝉蜕、丹参。

【验案】陈某，男，39岁，1999年5月25日初诊。两个月前因感冒发热，咳嗽痰多，用青霉素静脉滴注治疗5天，身热已退，之后仍咳嗽不止，口服多种药物未效。诊见：咳嗽，以早、晚为甚，痰多质稠黏，色黄白相兼，胸闷，咳甚两胁抽掣作痛，大便偏干，舌质红，苔薄腻微黄，脉弦滑。胸部听诊：两肺呼吸音粗，右肺可闻及少量干啰音。X线摄片：两肺纹理增多，右肺下叶略模糊。血常规：白细胞计数及中性粒细胞比例在正常范围内。西医诊断：慢性支气管炎。中医辨证属痰毒郁结，肺失清肃。治拟解毒化痰、宣肃肺，方选黛蛤散合小陷胸汤加味。水煎温服，10剂。药后咳嗽减轻，痰稀色黄，大便转软，仍胸闷，两胁不适。上方去鱼腥草，加川楝子13g，橘络5g，丹参28g，再进5剂。药后咳嗽、胸闷等症状消失，两肺听诊正常。随访3个月，未见复发。

☯ 鸭跖草平喘汤（董建华方）

【组成】制大黄5g，一枝黄花38g，炙麻黄5g，生甘草3g，生石膏（先煎）28g，鸭跖草28g，枳实13g，制胆南星16g，生代赭石（先煎）28g。

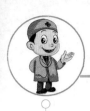

【用法】水煎服，每日1剂，每日分2次煎服，饭后服。

【功效】化痰清热，平喘宣肺。用治慢性支气管炎。

【方解】鸭跖草平喘汤中一枝黄花、鸭跖草、生石膏清邪泻热，制大黄、生代赭石、胆南星、枳实祛痰下气；炙麻黄治标平喘，生甘草补中调和诸药。全方以祛邪清热为主，清下合用，上病下治，使肺中邪热由大肠而走，痰热清，肺气顺，喘咳自平。

【验案】王某，女，32岁。患者反复咳嗽，咳痰气喘10年，加重5天。几天前因衣着单薄受凉，次日即发热、咳嗽、气喘，咳黏痰，色白黄，曾自服蛇胆川贝液、氨茶碱疗效不佳。诊见：咳嗽呛逆，气喘痰鸣，咳黏脓痰，痰量约150ml/d，伴发热、头痛、咽痛、口渴引饮。辨证属喘证（实喘型）。急予清肺泻热、下痰，肃降肺气，上方加羚羊角粉（代）（冲）1.5g、柴胡13g。经治后诸症悉平。

🌀 清肺郁热汤（张启瑞方）

【组成】炙桑白皮，生石膏，炙紫菀，炙款冬花，桔梗，前胡，杏仁，炙甘草（药剂量随症而定）。

【用法】水煎服，每日1剂，每日分3次服，每次300ml。3剂为1个疗程，可服3个疗程。

【功效】宣肺清热，止咳化痰。治疗老年慢性支气管炎。

【加减】兼燥热阴虚加玄参、麦冬、石斛、百部；兼燥热伤津加大生石膏用量，配芦根；兼风寒表证加炙麻黄、桂枝、荆芥；兼风热表证加金银花、连翘、薄荷；兼痰浊壅盛加陈皮、法半夏、茯苓；兼痰热壅盛加黄芩、川贝母、瓜蒌、射干；兼气喘加三子养亲汤；兼上盛下虚喘甚者加桃仁、肉桂。

【验案】赵某，女，52岁。患者有慢性咳喘渐进发展20余年，有多次发作史。前天因受凉诱发，症见胸闷咳喘，咳黄色黏稠痰夹白痰，心悸烦躁，舌质红，苔黄腻，脉弦滑略数。体检：体温38.8℃，口唇发绀，呼吸稍促，桶状胸，肋间隙增宽，呼吸音低，两肺可闻及散在湿啰音，白细胞计数 15×10^9/L，中性粒细胞79%。西医诊断：慢性支气管炎合并感染，肺气肿。中医辨证属喘证，痰热壅阻，肺失宣肃，气机不利。以上方加炙麻黄、荆芥治疗，共服10剂后咳喘平息，痰少色白，余症明显减轻。继以金水六君子汤加减调整。

【按语】本方治疗急性感染期的慢性支气管炎，重在治标，以化痰清热止咳为主，收效明显。急者治其标，是其理也。

宣降肺气止咳汤（孙瑞之方）

【组成】白芍13g，桂枝13g，麻黄13g，大枣（擘）6枚，生姜14g，知母18g，石膏48g，炙甘草6g，粳米18g。

【用法】用水浸泡方药约30分钟，然后用大火煎药至沸腾，再以小火煎煮30分钟。温服，每日分3次服用。

【功效】降逆宣肺，解毒清热。用于治疗气管炎、支气管炎。

【方解】宣降肺气止咳汤中石膏与桂枝、麻黄相用，宣散肺卫中邪热，透热外出；白芍和营益阴，与石膏相合，清泻肺卫郁热，益阴生津；生姜助麻黄、桂枝透邪；知母清肺泻热，除烦生津；粳米、甘草、大枣，益肺气补中，和营卫。

【加减】若头痛者，加菊花、葛根、薄荷、川芎，以清利头目，理血止痛；若高热者，加金银花、板蓝根、连翘，以清热解毒；若咳嗽者，加桑叶、枇杷叶、白前、杏仁，以宣降肺气止咳等。

【验案】黄某，女，68岁，2007年1月5日来医院就诊。患者有慢性支气管炎6年，两天前因受寒受风而复发，咳痰、咳嗽、胸闷气急、喘息不能平卧，舌淡红苔微黄腻，脉细数。双肺可闻及干啰音。中医辨证为寒饮郁肺化热，桂枝越婢汤与白虎汤合方。5剂后，咳嗽胸闷减轻，痰能咳出，已能平卧，6 剂后病告痊愈。

☯温肺散寒汤（陈小瑞方）

【组成】杏仁 16g，麻黄 13g，桂枝 13g，白芍 13g，生姜 13g，炙甘草 6g，大枣 12 枚，生地黄 18g，麦冬 18g，玄参 18g，百合 16g。

【用法】用水浸泡方药约 30 分钟，然后用大火煎药至沸腾，再以小火煎煮 30 分钟。温服，每日分 3 次服用。

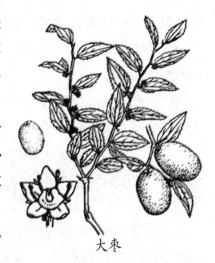

大枣

【功效】养阴生津，温肺散寒。适用于治疗老年人慢性支气管炎。

【方解】温肺散寒汤中麻黄、桂枝温肺散寒，化饮降逆；白芍益阴补血；生姜温肺止咳散寒；杏仁肃降肺气；大枣益气补虚；生地黄、麦冬、玄参、百合滋阴增液润肺；炙甘草和中益气，兼防辛散药伤气。

【加减】若夹血虚者，加当归、白芍、阿胶，以滋补阴血；若阴虚甚者，加玉竹、麦冬、沙参，以滋补阴津；若五心烦热者，加银柴胡、葛根、胡黄连，以清透虚热；或选用加减葳蕤汤等。

【验案】陈某，女，71 岁，辽宁人。有慢性支气管炎 10 余年病史，最近每年从 9 月至次年 3 月份之间常常咳嗽，咳痰，伴有气喘，胸闷，曾服用中西药，但未能有效控制病情。刻诊：咳嗽，气喘，痰稠色白，五心烦热，盗汗，头晕目眩，大便干结，舌红少苔，脉浮。辨为肺寒阴虚证，治当散寒温肺，生津养阴。用麻黄汤与桂枝增液汤合方加味：麻黄 13g，杏仁 16g，桂枝 13g，白芍 13g，生姜 13g，炙甘草 6g，大枣 12 枚，生地黄 18g，大黄 3g，麦冬 18g，玄参 18g，百合 16g。12 剂，水煎服，每日 1 剂。第二诊：咳嗽，气喘均减轻，复以前方 12 剂。第三诊：咳喘基本解除，又以前方 12 剂。第四诊：病情趋于稳定，以前方变汤剂为散剂，每次 6g，每日 3 次，用药 3 个月，以巩固治疗效果。随访 5 年，一切尚好。

【按语】中医根据气喘、咳嗽、痰稠色白辨为肺寒，再根据五心烦热、盗汗、舌红少苔辨为阴虚；因大便干结辨为燥热内结，以此辨为肺寒阴虚证。方以麻黄汤散寒宣肺，平喘止咳；以桂枝增液汤既能助麻黄汤温肺散寒，又能滋阴补津；加少量大黄既能助滋阴药清热，又能泄热通便。

支气管炎病证既有寒又有阴虚，治寒必用热，用热必损阴；治阴必用凉，用凉必助寒，所以选方用药稍有疏忽，就不能取得最佳治疗效果。我们结合多年临床治疗体会，认为选用麻黄汤与桂枝增液汤合方常常能取得预期治疗效果。

☯ 祛痰宣肺煎（景远大方）

【组成】杏仁 9g，炙麻黄 5g，白果仁 9g，枳壳 6g，橘红 11g，半夏 9g，紫苏子 9g，桑白皮 11g，旋覆花（包煎）9g，厚朴 9g，炙紫菀 9g，炙款冬花 9g，枸杞子 11g，山茱萸 11g，炙甘草 6g。

【用法】每日 1 剂，水煎服，每日分 2 次服。

【功效】祛痰，宣肺，纳气。用于治疗慢性支气管炎。

【方解】方中杏仁、白果仁宣肺止咳；半夏、桑白皮清热除痰；橘红、炙款冬花顺气逐痰；枸杞子、山茱萸、紫苏子健脾固肾；炙甘草、炙紫菀利气镇静，解痉治喘；旋覆花清热解表；麻黄祛表里之热，祛胸胁之邪、消痰止咳。

【验案】邢某，女，39 岁。1974 年 1 月 6 日来医院就诊。病已 3 个月，喘咳痰多，息高气粗，说话时尤甚，言谈不续，张口纳气，气不顺接，胸憋，舌燥少津，便干，脉沉弦细。根据中医理论，肾

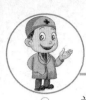

为生气之源，肺为司气之脏。肾不纳气则吸气不得下达而元气虚，脾肾虚津液不能敷布而浊痰留储于肺，则肺气不得清肃而成痰饮咳嗽。患者肺气不利，所以息高气粗，咳嗽胸憋。肾不纳气，故张口呼吸，金水不生则津液不布而便干舌燥。

1月10日第二诊：吐痰已利，咳嗽稍减，纳气费力，又加辽沙参以补肺气，五味子以助纳气之力。

1月14日第三诊：喘咳渐好，吸纳亦顺，大便已不干，食欲稍增，言谈时已能接续，精神亦好。再用麦味地黄汤加止咳化痰药善后。

☯ 平肝解痉散（陈芝高方）

【组成】莱菔子 13g，炙紫苏子 13g，白芥子 3g，葶苈子 13g，杏仁 13g；炙麻黄 3g，炙甘草 5g，黄芩 13g，柴胡 13g，薄荷 13g，当归 13g，白芍 28g，茯苓 13g，白术 13g。

【用法】每日 1 剂，水煎服。每日 3 次服。

【功效】散寒平喘，化痰肃肺，解痉平肝。方用五子定喘汤、三拗汤合逍遥散加减。

【方解】方中莱菔子、杏仁、紫苏子理气和中，宣肺止咳；黄芩、柴胡、茯苓、葶苈子清热化痰，疏肝解郁，使肝气得以调达；当归甘辛苦温，养血和血；白芍、白芥子酸苦微寒，养血敛阴，柔肝缓急；白术、茯苓健脾去湿，使运化有权，气血有源；炙甘草益气补中，缓肝之急。用法中加入薄荷少许，疏散郁遏之气，透达肝经郁热。

【验案】祝某，女性，69 岁。1995 年 11 月 17 日来医院就诊：患者反复咳喘 5 年，再发 2 个月。患者近 5 年来每次复发则喘憋，呼吸困难，持续数日，经抗炎、平喘止咳化痰西药治疗可缓解。今年 9 月初感冒后咳喘再发，越发厉害，遂到我院内科急诊。查体双肺可闻及广泛哮鸣音，胸部 X 线片示双肺下纹理增厚，西医诊断为慢性喘息性气管炎合并肺部感染。经于静脉滴注青霉素、阿米卡星（丁胺卡那霉素），口服氨茶碱、沙丁胺醇（舒喘灵）等治疗 15 天，症状缓解而返家。但咳嗽、咳痰、喘憋时有反复，求治于中医。现症见：体形颇丰，咳嗽时作，咳吐白痰、量多。夜间喉中痰鸣，喘憋不得平卧。唇黯，胸胁闷胀，口干，大便干燥。舌黯红，苔黄腻，脉弦滑。辨证：痰浊阻肺，外感风寒，肝肺郁热。

第二诊：8 剂，咳喘遂平，痰量减少，夜能平卧，大便通畅。仍口干少痰，舌黯红，苔白，脉弦细。首方去麻黄加桔梗 13g，再服 15 剂，诸症均愈，随诊 3 个月未发。

【按语】举凡咳喘证届因肺停痰浊、表寒外束，若偏表寒重者，常用仲景小青龙汤法治疗；偏痰浊重则以五子定喘汤合麻杏石甘汤去石膏加黄芩法治疗；兼痰浊化热，又酌加桑白皮、鱼腥草、连翘等清热泻肺之品。咳喘一证病位在肺，但其调在肝，肝失疏泄，气机逆乱，遏闭气道常见胸闷憋气、两胁胀满之症。本案患者出现咳喘，咳白黏痰，当用三拗汤；咳吐白痰量多，喉中痰鸣，喘憋不得平卧，说明痰浊阻肺，当用五子定喘汤；胸胁闷胀、唇黯、脉弦滑显为肝肺郁滞之象，当用逍遥散。今诸症同见，故用五子定喘汤、三拗汤、逍遥散合方加减治之。之所以数方合用，数法并施，实因病机复杂，非一法一方所能奏效。本案辨证精确，组方严谨，可师可法。

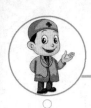

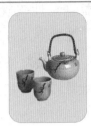

第九章
支气管扩张

润肺化痰汤（谢昌仁方）

【组成】鱼腥草16g，南沙参、北沙参各16g，光杏仁13g，炙马兜铃13g，牛蒡子13g，生地黄16g，粉牡丹皮16g，汉麦冬13g，天花粉28g，黑玄参16g，野百合16g，川贝母粉（冲）3g，黛蛤散（包）16g，大蓟、小蓟各13g。

【用法】水煎服，每日1剂，每日分2次服。

【功效】化痰清肺，凉血止血，滋阴生津。用于支气管扩张。

【方解】润肺化痰汤中，鱼腥草、马兜铃、牛蒡子化痰清热；杏仁、天花粉、川贝母化痰润肺；黛蛤散乃清金制木，抑肝之旺，使肺金无炎灼之害；生地黄、牡丹皮、大蓟、小蓟止血凉血，均为治标之计；沙参、麦冬、玄参、百合生津养阴，为治本之图，所谓"壮水之主，以制阳光"。全方兼顾标本，相辅相成，章法分明，药证相符，故取效甚捷，待血止咳减之后，即予沙参麦门冬汤、百合固金汤及生脉散之类扶正固本，调理善后。由此可见中医治病的独特优势，特别是对某些西医屡治乏效的病例，常能收到意想不到的效果。

【验案】何某，女，学生，21岁，1984年2月25日来医院就诊。今年1月5日开始咯血，近几天反复发作，曾用中西药治疗，没有明

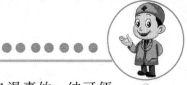

显好转。患者咯血伴咳，痰中带血或纯血鲜红，口渴喜饮，纳可便调，舌红苔薄有裂纹，脉滑而数。胸透：两肺纹理呈卷发状。辨证：支气管扩张。中医证属肺失肃降，痰热内蕴，阴耗动火，灼伤肺络。故以上方药治疗，服药10剂，咯血即止，然咳嗽未已，咳痰不畅，咽喉欠利，口渴依然，舌略红，苔薄微黄，脉数。前方已奏效，谨守前法击鼓再进，用本方加减调理，咯血未作，诸症大减。

【按语】本方治咯血一案，病已月余，咯血量多不止，色鲜红、口干舌红，脉滑数，辨为痰热伤阴，虚火伤络。据此立法，化痰止血以治标，滋阴生津以治本。

☯ 清肺止血汤（王福仁方）

【组成】南沙参、北沙参各11g，太子参11g，天冬、麦冬各11g，黄芩16g，炒赤芍11g，生地黄11g，百合11g，五味子6g，川贝母13g，野荞麦根28g，白茅根、芦根各28g。

【用法】水煎服，每日1剂，每日3次温服。

【功效】养阴益气，清肺止血。适用于老年支气管扩张。

【方解】方中南沙参、北沙参、太子参行气解郁、活血止痛；天冬、麦冬疏肝理气、清热祛湿；黄芩、生地黄行气活血，疏肝解郁；百合、赤芍、野荞麦根柔肝而缓急止痛；五味子、川贝母、白茅根、芦根泻火祛湿，其疏肝解郁之功更显著。诸药伍用共奏疏肝解郁、行气活血、清热利湿之功效，用于治疗支气管扩张、咳嗽等疗效显著。

【验案】苏某，男，76岁。1981年5月9日初诊。患者有支气管扩张症史15年，寒冷冬季咳嗽频繁，并伴有咯血。近1个月来咳嗽咯血又发，咯血量每次100～200ml，即来急诊。白细胞计数11.7×10⁹/L，中性粒细胞67%，淋巴细胞24%。以支气管扩张症咯血

右侧竖排：第九章　支气管扩张

收住院，体检：体温 39℃，神志清。两肺底闻及湿啰音及散在性干啰音，心率 110 次/分钟，律齐。胸片示慢性支气管炎、支气管扩张症。自觉咽干口燥，口干欲饮，舌胖质红，脉细弦数。证属久咳伤肺，气阴两虚，气虚则不能摄血，阴虚则内热拂扰。以致肺络失宁，出血不止。拟养阴益气，宁络清肺。用上方药治疗，同时用一枝黄花注射液 70ml 加入葡萄糖注射液中静脉滴注。经治 5 天后，体温恢复正常，咯血已被控制，血白细胞分类恢复正常，两肺底干啰音已消失，仍可闻及少量啰音。以后继续用中药调治 3 个月后出院。

【按语】支气管扩张伴咯血大多与火伤肺络有关，其治当以"清金保肺"为主。本例病位在肺，但与肝亦有着密切的联系。肝主疏泄，性喜条达，肺主肃降，调畅气机，两者相互协调，共主周身气机之条达。该患者情志不舒，肝气郁结，气郁化火，循经上犯肺络，木火刑金，故致咳嗽咯血。

☯ 理中健脾汤（王秀英方）

【组成】干姜 9g，人参 9g，炙甘草 9g，白术 9g，熟地黄 9g，附子 9g，阿胶 9g，黄芩 9g，伏龙肝 24g。

【用法】先煎伏龙肝约 30 分钟，取药液去渣，再以药液浸泡方药约 30 分钟，然后用武火煎药至沸腾，再以文火煎煮 30 分钟。温服，每日分 3 次服用。

【功效】健脾益气，温阳摄血。适用于支气管扩张。

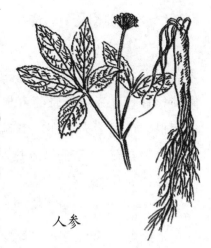

人参

【方解】理中健脾汤中伏龙肝温中散寒，收敛固涩，摄血止血；

附子、干姜温壮阳气散寒；人参、白术益气健脾，气能摄血；阿胶滋阴养血，止血益血；熟地黄补血益血；黄芩苦寒，既能止血，又能制约附子、伏龙肝之温热而不伤阴血；甘草益气补中。

【加减】若出血者，加棕榈、仙鹤草、侧柏叶，以固涩止血；若气虚者，加黄芪、党参、山药，以益气止血；若血虚者，加白芍、玄参，以滋补阴血；若咳嗽者，加麻黄、杏仁，以宣降肺气等。

【验案】张某，女，44岁，山东人。有5年支气管扩张病史，长期服用中西药，效果不佳，在3个月前因咳嗽、咯血量多住院治疗，病情得到控制，出院后仍有轻微咯血，虽服用中西药可未能有效控制出血。刻诊：咯血，咳嗽，痰多清稀，烦躁，身体乏力，手足欠温，舌淡，苔薄白，脉沉弱。辨为阳虚咯血证，治当健脾益气，温阳摄血。用理中健脾汤合方加味：红参9g，干姜9g，炙甘草9g，白术9g，生地黄9g，附子9g，阿胶9g，黄芩9g，伏龙肝（先以水煮，然后取药液去泥土，再煎煮其余方药）28g，棕榈11g，侧柏叶11g。6剂，水煎服，每日1剂。二诊：手足转温，烦躁已除，未再出现咯血，复以前方10剂。三诊：诸症较前均有好转，未再出现咯血，又以前方10剂。四诊：诸证悉除，将前方汤剂变为散剂，每次6g，每日2次，巩固治疗6个月。随访5年，一切尚好。

【按语】中医根据患者咯血、手足不温辨为阳虚；再根据患者咳嗽、痰多清稀辨为肺虚不降；因倦怠乏力、脉沉弱辨为气虚，以此辨为阳虚出血证。方以理中丸温阳暖气，止血固摄；以黄土汤健脾温阳，摄血益气；加棕榈、侧柏叶，以收敛止血固涩。

☯ 天花三白汤（冯志荣方）

【组成】桑白皮13g，青黛（包）9g，黄芩16g，百合16g，仙鹤草16g，白茅根28g，白及16g，柴胡13g，半夏13g，山栀子13g，

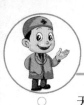

天花粉 13g，茯苓 13g，连翘 13g，蒲黄 16g，诃子 13g，甘草 6g。

【用法】水煎服，每日 1 剂。每日分 3 次温服。

【功效】化痰生津，平肝泻肺。

【方解】天花三白汤以青黛、山栀子、桑白皮泻肺平肝；连翘、黄芩合半夏、茯苓化痰清肺；柴胡解郁疏肝；天花粉、百合清热养阴，以防苦寒伤阴；仙鹤草、白茅根、白及为治咯血要药，蒲黄止血活血；诃子下气止咳；甘草泻火并调和诸药。

【验案】吴某，女，37 岁。2008 年 8 月 11 日初诊。因反复咳嗽、咳痰 10 余年，再发 3 天入院。胸部 CT 示右肺上叶后段及下叶背段支扩伴感染。先后予"阿奇霉素、马斯平、依替米星"等抗感染药治疗，患者不见好转，仍有明显咳嗽，伴情绪萎靡，自疑患"肺癌"，支气管镜检查见右下叶背段黏膜充血肿胀，病理活检结果示炎症。但患者仍时有郁怒，并出现咯血，约 150ml/d，经垂体后叶素、凝血酶等应用有好转，但仍咯血约 50ml/d。病程中曾有劝其行介入栓塞止血治疗，但患者害怕手术未同意，要求结合中药治疗。诊见：咳嗽阵作，咳唾鲜血，烦躁易怒；舌尖红、苔黄腻，脉弦细。此属肝火犯肺，治拟平肝泻肺。用上方治疗。

第二诊患者咯血减轻，咳嗽减少，咳吐黄白黏痰；舌尖红，苔薄腻，脉弦细。继服原方 10 剂。

第三诊，患者咯血止，咳嗽、咳痰明显减轻；舌质淡红、苔薄腻，脉弦。减青黛（包）为 4.5g，去山栀子，继服原方 10 剂，以巩固疗效。随访 5 年，未再复发。

【按语】作者认为支气管扩张症咯血乃肺络受伤，络破出血，血自肺中而出，其血鲜红，或夹有紫黯痰血，均系离经残留之血，支气管扩张症引起咯血因热盛者为多，与肝、胃关系甚大。热有虚实之分，阴虚而肺热者属虚，肝胃之火上犯属实，同时还应注意内伤并有外感或痰、瘀、气火壅之属于虚实夹杂之症。本例属肺虚内热型，在观察 110 例中，占 47.3%，以清润养肺为主，总有效率达 92%，说明方药疗效确切。

☯ 气郁化火饮（崔文彬方）

【组成】黄芩 13g，桑白皮 13g，黄连 3g，制大黄 6g，金荞麦 28g，山海螺 28g，薏苡仁 300g，南沙参 16g，北沙参 16g，芦根 18g，桔梗 13g，桃仁 13g，白及 16g，茯苓 16g，太子参 16g，甘草 6g。

【用法】水煎服，每日 1 剂，每日 3 次分服。

【功效】清热滋阴，活血益气。

【方解】方中黄芩、黄连、桑白皮、大黄行气活血，清热解毒，疏肝解郁；南沙参、北沙参、太子参行气解郁、活血止痛；茯苓、芦根、桃仁疏肝理气，清热祛湿；白及、薏苡仁、金荞麦根柔肝而缓急止痛；桔梗、山海螺泻火祛湿；甘草调和诸药，其疏肝解郁之功更显著。诸药伍用共奏疏肝解郁、行气活血、清热利湿之功效，用于治疗支气管扩张、咳嗽等疗效显著。

【验案】黄某，男，33 岁。2007 年 10 月 8 日因反复咳痰、咳嗽、间断痰血 5 年余，加重 5 个月入院。5 个月前因受凉感冒及劳累等因素症状加重，胸部 CT 示两肺支扩伴感染，以左上叶舌段为重。于当年 6 月份住呼吸科，经抗生素治疗 3 周，结合中药辨证施治，病情控制好转出院。不久再度复发。刻下：咳嗽时作，痰黄，反复痰中带血已 3 个月，痰中有血丝；口干口苦，胃纳差，二便调；舌淡红少津、苔薄腻，脉弦滑。考虑患者长期痰血不愈，与局部支扩感染控制不佳有关，给予支气管镜下局部吸痰灌洗。镜下见左上叶舌段口黏膜局部充血肿胀，有少量血性液体。经局部吸痰、灌洗，注入丁胺卡那霉素等药物治疗，每周 1 次，共 2 次，结合静脉滴注

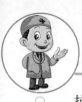

抗生素等治疗 15 天，痰血消失，偶有咳嗽、少量白痰。再予中药益气养阴，兼清余热。

3 周后门诊随访，未再出现痰血，偶有咳嗽、咳痰，但不严重。守原方酌情加减治疗 1 个月，以巩固疗效。是年冬季予膏方滋阴清热、培土生金、活血宁络。2 年后门诊随访，未再出现痰血，咳嗽、咳痰诸症皆较往年减轻。

【按语】该患者经 2 次灌洗药物直达病所，祛除顽痰，为充分发挥中、西药物的作用创造有利条件。结合中药汤剂及膏方滋阴清热、生金培土、宁络活血，成功治愈了反复痰血，已维持 2 年未复发，可视为现代医学技术与中医药结合治疗支扩的实例。

活血宁络汤（王国三方）

【组成】鱼腥草、太子参各 28g，黄芩、金银花、连翘、栀子、桑白皮、胆南星、半夏、川贝母、沙参、麦冬各 16g。

【用法】每日 1 剂。水煎服，每日分 3 次服，连服 21 天为 1 个疗程。

【功效】化痰清肺，滋补气阴。适用于支气管扩张。

【方解】活血宁络汤中黄芩、金银花、连翘、栀子、鱼腥草以清热，桑白皮、胆南星、川贝母、半夏化痰，同时以沙参、麦冬养阴补气，太子参益气以扶正，共奏化痰清热、益气养阴、标本兼顾之功。临床观察清肺汤治疗支气管扩张，临床症状消失快，且 X 线片示改善理想。较反复使用抗生素疗效可靠、稳固，尤其是远期疗效优于西药治疗。

【加减】合并哮喘加炙麻黄 13g，地龙 16g；气短、易感冒加黄芪 28g；干咳咯血、舌红加牡丹皮、白及、白茅根各 16g；痰多黄稠加瓜蒌皮 16g，葶苈子 13g，天竺黄 16g。

呼吸系统病 传承老药方

【验案】崔某，男，28岁。患者咳嗽、咳痰8年，加重伴哮喘半年。因咳嗽、咳痰于5年前诊断为支气管扩张，经反复使用抗生素治疗效果不佳，且于1年前并见哮喘之症。曾用头孢、环丙沙星等治疗效不佳，于2002年5月25日来诊。诊见：患者面黄，消瘦，营养不良，呼吸困难，咳痰黄稠，舌红，苔薄黄，脉细数。听诊：双肺满布哮鸣音。X线片提示：支气管扩张。血白细胞计数 12.6×10^9/L。证属痰热蕴肺，气阴不足。予本方加地龙16g，炙麻黄13g，射干16g。每日1剂，水煎服。服药2个疗程，咳痰症状消失，双肺听诊正常，血白细胞计数 7.8×10^9/L。X线复查：明显好转。随访3年，病情无反复。

【按语】支气管扩张属中医咯血、咳嗽、哮喘等范畴，病情持久，易反复发作，临床表现以痰热或兼气阴不足为常见。

☯ 润肺止血汤（唐尚友方）

【组成】连翘13g，金银花13g，玄参11g，仙鹤草13g，百部13g，桔梗13g，三七（冲服）13g，黄芩13g，旱莲草13g，知母13g，麦冬13g，甘草6g。

【用法】每日1剂，水煎服，每日3次温服。

【功效】润肺止血，补气滋阴。适用于支气管扩张。

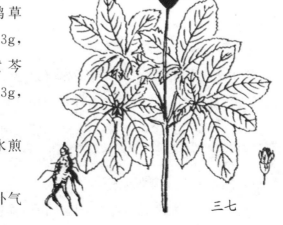

三七

【方解】自拟润肺止血汤中连翘、金银花、玄参、黄芩清热祛火；麦冬润肺滋阴；桔梗利气；三七、仙鹤草、旱莲草活血止血，

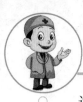

达到止血祛瘀，清热不伤气之目的。诸药合用符合中医学辨证论治之观点，又符合现代医学治疗之原则，可收到明显疗效。

【加减】咯血黯红，舌质紫黯者，加当归13g；咯血气喘，汗不止者，加白术13g，黄芪13g，防风3g；面色㿠白，少气懒言者，加白芍13g，何首乌13g，当归13g。痰黏量多加陈皮13g，川贝母13g；肺热壅盛者加苇茎13g，冬瓜仁13g；阴虚肺燥明显者加沙参13g，阿胶（烊化）13g；反复咯血者加紫草13g。

【验案】唐某，女，32岁，1997年3月17日来医院就诊，患者10年前感冒后即咳嗽气喘，几天前因受冷而发病，曾服药物效果不显，病有加重之势，即来中医诊治。诊见患者形体消瘦，面色无华，咳嗽、咳痰，痰黄而黏，咯血胸痛，自觉发热，舌质淡红，脉细数。曾在省级医院胸片检查，示：患者双肺纹理增粗、紊乱，支气管呈卷发状阴影。诊断为支气管扩张。辨证为气阴不足之咯血，治则滋阴补气，止血润肺。

以本方加味，药用：金银花13g，连翘13g，玄参11g，黄芩13g，百部13g，桔梗13g，仙鹤草13g，三七（冲服）13g，旱莲草13g，何首乌13g，麦冬13g，甘草6g，白芍13g，知母13g，当归13g。5剂，每日1剂，水煎服。

3月23日第二诊，药后咳嗽减轻，咳痰减少，少量咯血，胸痛减轻，舌脉同前。药已中的，继续服用5剂。

4月2日第三诊，咳嗽、咳痰、咯血均已消失，已无发热之感，舌质淡，脉细。病已基本痊愈，为巩固疗效处以补肺汤10剂以调理善后，随访半年未复发。

【按语】西医的支气管扩张属中医咯血范畴，多由外感或内伤而引起，病变部位在肺。肺为娇脏，为诸脏之华盖，故邪之易入，其病变多热、多虚，兼有肺络损伤。故治疗多从滋阴清热、止血活血入手。

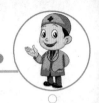

补气滋阴汤（黄健中方）

【组成】白及 16g，野百合、蛤粉（包）、百部、麦冬、天冬各 9g。

【用法】每日 1 剂，水煎服，每日分 2 次温服。

【功效】生津滋阴，止血润肺。用于久年咳嗽，经 X 线支气管造影诊断为支气管扩张症者。

【方解】补气滋阴汤主要为养阴药与止血药配伍而成。生津、滋阴、润肺是治肺病其本；止血疗嗽为治其标。天冬、野百合、麦冬润肺滋阴，清肺泻热，且能止血治咳；百部润肺止咳，对久、新、寒、热咳嗽皆可应用；白及为止血药，根据中医临床经验，白及还可填补肺脏，促进组织新生，对肺结核空洞患者，极为适宜；蛤粉清肺化热，化热痰，止喘咳。本方特点，就是一经支气管镜碘油造影确诊均可服用，发作时有治疗作用，平时可防止支气管病理变化的进一步发展。早期肺结核兼见上述症状者，亦有良好的治疗作用。

【按语】中医临床观察本方治疗支气管扩张，症状消失快，且胸部 X 线片征象改善理想，较反复使用抗生素治疗疗效可靠、稳固，不易复发，无不良反应，尤其是远期疗效优于西药冶疗。

止血疗嗽汤（吴一纯方）

【组成】黄连炭 6g，黄芩炭 11g，酒炒大黄 13g，半夏 13g，茯苓 16g，橘红 11g，杏仁 6g，炒枳实 13g，降香 13g，瓜蒌 28g，黑栀子 13g，侧柏炭 13g，茜根炭 13g，藿香 13g，佩兰 13g，藕节 16g，白茅根 28g，三七粉（冲服）3g。

【用法】水煎服，每 2 日 1 剂，饭后服。

支气管扩张

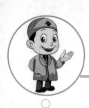

【功效】祛痰化浊，清热止血，佐以降气。适用于支气管扩张。

【方解】止血疗嗽汤既能清热化痰，又能顺气；气顺之后，火热皆清，亦不再生痰。此外，降香合半夏，降痰降气，互帮互助；加藿香、佩兰芳香化浊；侧柏炭、黑栀子、茜根炭、藕节、茅根、三七粉皆系止血药。若咯血色黑成块，亦可加桃仁、红花或煅花蕊石。

【验案】周某，女，56 岁。1981 年 2 月 28 日来医院就诊：患者大量咯血 1 天。患有肺结核史（已钙化），慢性气管炎合并支气管扩张 3 年，曾有一次大咯血史。现咯血 2 天，大口咯血，血色鲜红，咯血前先有喉头支气管发痒，继而咳嗽，胸脘闷热，痰多黄黏，不能仰卧，活动则咯血加重，胃纳不佳，大便黑，小便黄。诊查：脉滑数有力，右大于左，84 次/分钟，舌苔黄褐厚腻垢浊，舌质绛。体温 36.5℃，两肺未闻及干湿啰音。辨证：积热伤肺，痰浊内蕴。

服上方药 5 剂，咯血即止。其他症状亦大减。嘱按原方再服药 10 剂，以期痊愈。春节后随访，咯血未再发作。

☯ 滋肾降火汤（刘渡舟方）

【组成】荞麦根、虎杖根各25～35g，生地黄、水牛角各20～28g，山茱萸 12～16g，田三七粉（冲服）8～13g，夏枯草 16～18g，益智仁、枳壳各 10～11g，百合40～50g，北沙参 50～100g。

【用法】每日 1 剂，水煎服，每日分 2 次服，服 30 天为 1 个疗程。

【功效】适用于支气管扩张。

【方解】补脏益络汤中以 4 对药为主。生地黄味甘性寒，降火滋肾，中医《神农本草经》谓其"通血痹"，凉血止血而不留瘀，对阴虚火旺而有血瘀之出血症颇相宜；水牛角味苦咸性寒，为解毒清热、止血凉血之剂，与生地黄相伍，自有犀角地黄汤之妙，能降火止血

解毒，此为第一对对药。荞麦根味
酸苦性寒，能解毒清热，利湿祛
风；虎杖根味苦性平，能利湿祛
风，通经活血，与荞麦根同用，有
败毒补络之功，此为第二对对药。
沙参味甘性平，轻清入肺，养阴益
气，润络生津；百合益胃润肺，固
金敛液，与沙参相伍，均取以重
剂，乃肺胃同治，补肺益中，大有
黄芪之功，但无黄芪之温，甚切肺
为娇脏之性，故有补络补管之妙，
此为第三对对药。山茱萸补肾补
气，收敛肺气，补络补管；益智仁

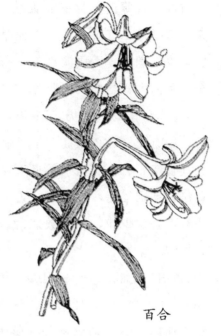

百合

性味甘温补肾，散寒化饮，善治肾虚痰浊上乘之证，与山茱萸相伍，
甘温理虚，益精补肾，又可防生地黄等群阴之品的苦寒太过，此为
第四对对药。此外佐以田三七，加强化瘀止血之功；枳壳宽中理气、
醒脾疏肝，又防生地黄之腻滞；夏枯草解毒清热、散结疏肝。综观
全方，补五脏而不峻，清火毒而不泻，止出血而不瘀，化痰饮而不
燥，丝丝入扣，相得益彰，是故五脏受益，上归于肺，火降毒败，
痰蠲瘀消，肺络得补，用于治疗支气管扩张症实为对症之方。

【加减】肺热壅盛：咳嗽痰多色黄或绿或分层，反复咯血色红，
伴发热、口渴、口臭、大便干结、小便黄，舌质红，苔黄腻，脉数
滑或浮数，加蒲公英、鱼腥草、黄芩、川贝母等。痰瘀互结：咳嗽
咯血反复不愈，出现血泡样痰，咯血紫黯，伴胸闷刺痛，心悸，唇
绀，或盗汗，舌质紫黯或有紫斑，苔薄，脉滑涩或结代，加海浮石、
茯苓、丹参、鸡血藤、北五加皮等。肝火旺盛：咳嗽气促，痰稠且
黏，咯血鲜红、量多，伴胸胁胀痛，口干口苦，大便干，小便黄，

第九章

支气管扩张

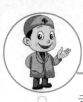

舌质红，苔薄黄，脉弦数兼滑，加疏肝清肝之醋炒柴胡、白芍、青黛、郁金等。气虚血亏：嗽血咯血，其色浅红，动则气促，易患感冒，少气懒言，舌质淡红、苔薄腻，脉细弱无力，加生黄芪、紫河车、炙白术、当归、山药等。

【验案】冯某，男，51岁，司机。1995年6月16日来医院就诊。患有支气管扩张症5年，中西药治疗多次无效，病情日益加重。支气管造影右下肺支气管腔有圆形囊状阴影。症见咯血鲜红，咳嗽黄痰，动则气促，伴胸闷，五心烦热，盗汗，大便干，小便黄，舌质红，苔黄少津，脉细数兼滑。辨证为热壅于肺，气阴两伤。投本方加味：生地黄、水牛角各28g，荞麦根、虎杖根各23g，山茱萸16g，田三七粉（冲服）10g，枳壳、炒黄芩、浙贝母各11g，百合38g，北沙参60g，蒲公英、夏枯草各16g，益智仁8g。7剂。二诊：五心烦热及盗汗均已不作，咳嗽咯血大减。原方去黄芩、浙贝母，又服2个月，诸症平息，依原方5倍量为1料，研成细末，炼蜜为丸，每日吞服2次，每次9g，以作善后。半年后支气管造影，两肺清晰。随访已5年，未见复发。

☯ 白皮止血汤（许尚光方）

【组成】黄芩11g，桑白皮16g，山栀子13g，仙鹤草16g，侧柏叶16g，白及28g，川牛膝11g，三七粉6g。

【用法】水煎服，每日1剂，每日分早、晚各1次服用。

【功效】适用于支气管扩张之迫血外溢、热伤肺络证。

【方解】西医的支气管扩张咯血是肺部常见病症，中医属"血证"范畴。发病原因总不外乎火热之邪灼伤肺络，迫血外溢。笔者据此，以止血清肺为法，自拟白皮止血汤治疗。方中桑白皮、黄芩、山栀子清泻肺经火热；仙鹤草、侧柏叶、白及止血凉血；三七止血

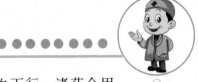

散瘀，使血止而不留瘀；川牛膝既可活血又可引血下行。诸药合用，具有清泄肺热、止血凉血之功，结合辨证分型进行加减，使药证更加切合。从临床观察结果看，本方对支气管扩张咯血患者具有较好疗效。

【加减】阴虚肺热型加百合 28g，麦冬 16g，生地黄 16g，旱莲草 16g，阿胶 11g；肺热壅盛型加银花 13g，连翘 28g，鱼腥草 28g，芦根 16g；肝火犯肺型加代赭石 16g，青黛 6g，龙胆草 6g，海蛤壳 16g。

【验案】许某，女，40 岁，1998 年 8 月 8 日初诊，有支气管扩张病史 8 余年，曾多次因咯血住院。三天前受凉后开始咽痛，发热，咳嗽，咳痰色黄，自服"感冒清"，"螺旋霉素"后，热退，咽痛减轻，但出现痰中带血，血色鲜红，近两日咯血量明显增多，伴胸闷，口苦口渴，舌苔薄黄腻，舌质红，脉滑数。胸透示：右下肺支气管扩张伴感染。中医辨证属肺热壅盛，损伤肺络，治拟清肺泄热，凉血止血，予本方加金银花 10g、连翘 28g、鱼腥草 28g、芦根 16g。2 剂后咯血量明显减少，继服 3 剂咯血停止，诸症悉除。

☯ 清热宣肺汤（陈进方）

【组成】桑白皮、牡丹皮、连翘各 13g，黄芩、竹茹、茜草、白及各 12g，鱼腥草、苇茎各 28g，杏仁、葶苈子各 18g，桔梗、生甘草各 16g。

【用法】每日 1 剂，水煎服，分早、晚 2 次服，治疗 2 周为 1 个疗程。

【功效】适用于支气管扩张咯血。

【方解】清热宣肺汤中黄芩、桑白皮、连翘、鱼腥草清肺清热；茜草、白及、牡丹皮止血凉血；苇茎、桔梗、杏仁、葶苈子、竹茹宣

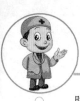

肺止咳祛痰；甘草补中调和诸药。诸药配伍，共同起到宣肺清热、止血化痰作用。现代药理研究显示：白及能提高血小板第三因子活性，有良好的止血作用，可显著缩短凝血时间及凝血酶原时间；茜草有止咳祛痰作用，能减少血液凝固时间；葶苈子中的苄基芥子油对酵母菌等 20 多种真菌及数十种其他的菌株均有抑制作用；牡丹皮对白色葡萄球菌、枯草杆菌、伤寒杆菌等有较强的抗菌作用；黄芩有抗感

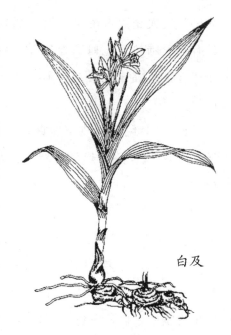

白及

染、抗变态反应及解热利尿作用。临床研究显示，以辨证论治为核心的中医药治疗在缓解支气管扩张症发作期症状、缩短病程、降低复发率方面有鲜明的特色和优势。

【加减】阴虚重者加沙参 18g，地骨皮 13g；气虚血瘀者加当归 18g，太子参 13g；咯血量大者加三七粉 5g 冲服。痰多者加瓜蒌皮 16g，冬瓜仁 13g；肝火旺者加栀子 13g，青黛 6g。

【验案】张某，女，56 岁，于 2005 年 4 月以"间断咳嗽咯血 5 年余，再发并加重 2 天"为主诉来就诊。患者既往有支气管炎病史 10 年余，近 5 年反复出现咳嗽、咯血。曾在县人民医院查肺部片示双肺纹理增粗且乱；医院支气管造影确诊为支气管扩张咯血。2 天前因外感风寒而发热，咳嗽，咳血痰，鲜红，每天 30～50ml，且逐日加重。查血常规示白细胞计数 $12.7 \times 10^9/L$，中性粒细胞 83.3%；胸片示双肺纹理粗且乱。现症见咳嗽，咳痰，痰中带血，色鲜红，胸痛，面红口干，舌质偏红苔黄，脉弦数。中医辨证属痰热壅肺，治以化痰清热止血。处方：黄芩、竹茹、茜草、白及各 11g，桑白

皮、牡丹皮、连翘各 13g，鱼腥草、苇茎各 28g，杏仁、葶苈子各 18g，桔梗、瓜蒌皮、生甘草各 16g。每日 1 剂，水煎，分早、晚两次服。4 剂后咯血明显减少，15 剂后咳嗽渐止，未再咯血，复查血常规恢复正常。服用 1 个疗程后休息 5 天，上方去连翘、杏仁、瓜蒌皮、茜草，加当归、太子参，继续巩固 10 天。随访 9 个月未见发作。

【按语】支气管扩张症具有较大支气管的形态改变，现代医学认为其发病机制与以前有过的可引起支气管壁及其支架组织坏死因素有关。造成支气管破坏的因素几乎全为细菌感染。中医学认为，肺为华盖，是清净之府，位居最高，又朝百脉，他脏之患皆可上乘于肺，化火生痰，聚毒致瘀，破损肺络，有如本病。本病因病程日久，五脏亏损，气血虚衰，肺失所养，故咳嗽咯血反复不愈。在治疗上应发挥中医整体观的优势，补益五脏，清热降火，化痰解毒，祛痰止血，以达补络补管的目的，不可妄投温燥峻补和苦寒太过之品，方有向愈之机。

☯ 行气开胃汤（张子彬方）

【组成】山海螺 28g，鱼腥草 28g，忍冬藤 28g，桑白皮 11g，瓜蒌皮 18g，制半夏 16g，枇杷叶（包）16g，茯苓 16g，陈皮 11g，小川黄连 1.5g，肥玉竹 16g，南沙参、北沙参各 16g，仙鹤草 28g，生蒲黄（包）9g，谷、麦芽各 16g，炙甘草 5g。

【用法】水煎空腹服，每日 1 剂，每日 3 次分服。参三七片，每次 5 片（每片 0.3g），每日服 3 次，空腹服。经验成药（由穿心莲 250g，鸡内金 28g，代代花 18g，陈皮 18g，炙甘草 13g 组成，共计 328g。焙干，研细和匀成散剂，或装成胶囊），散剂每次 2g，胶囊每次 5 粒，每日 2 或 3 次，饭后温开水服用。

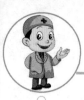

【功效】化痰清肺，凉血止血。适用于支气管扩张咯血。

【方解】方中山海螺、鱼腥草清热泻火，滋阴补肺祛痰；忍冬藤清热通络；桑白皮、制半夏宣肺补虚，健脾利湿；枇杷叶、瓜蒌皮宣肺止咳，理气化痰；肥玉竹、南沙参、北沙参益气活血；茯苓行气解郁，平喘利湿；仙鹤草、生蒲黄清热化瘀；小川黄连行气解郁，平喘利湿；陈皮宣肺行气；谷、麦芽生津理气；甘草调和诸药。诸药合用扶正祛邪，化痰健脾。

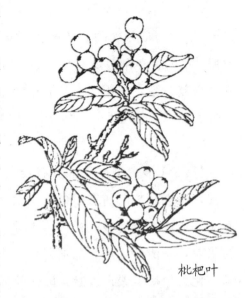

枇杷叶

【验案】徐某，女，63岁，1985年2月14日来医院就诊。患有支气管扩张病史20余年。晨起咳吐大量腥臭、稠厚黄痰，稍有劳累或受寒热不慎，则易导致咯血。多次中西药物治疗，疗效不佳。随着年纪增长，咯血次数亦随之增多。来医院就诊时已咯血5天，血色红而略带紫黯。晨起咳吐不畅，痰多腥臭稠厚，并感胃脘不舒，食欲缺乏。面色苍白，苔薄腻偏黄，脉弦细。证属痰热蕴肺，热郁伤络，以上汤药治疗，另服参三七片。1985年3月22日二诊。服上方15剂，咯血已止，并停药已有15余日，自诉咳嗽减轻，喉痒，咳痰易出，痰色偏黄，胃纳渐佳。肺有余热，仍以清肺泻热为主。照上方去鱼腥草、山海螺、小川黄连、生蒲黄、仙鹤草，加蒲公英30、板蓝根28g，同时服自制经验成药散剂。患者自服上方汤药15剂，即改服散剂，连服2年半余，随访5年，支气管扩张咯血未再复发。

【按语】支气管扩张咯血的病因多为邪热郁肺，痰浊阻滞，热郁日久，灼伤肺络，迫血妄行，治当以泻热清肺为主，佐以止血。可选用桑白皮、鱼腥草、瓜蒌皮等药；若咳痰不畅，则可选用既能祛痰清肺，又能润肺养阴的山海螺（又名丰乳根、四叶参）。为防热郁伤阴，需佐养阴之品。以一见喜为主研末作散剂服用，是张教授治疗支气管扩张咯血的特色之一。中药一见喜又名穿心莲、榄核莲，功能解毒清热，其抗菌消炎作用亦为药理实验所证实。然其味甚苦，为防苦寒败胃，故佐以代代花、鸡内金开胃行气，和中健脾，并用陈皮祛痰燥湿，甘草调和诸药。此散剂用于支气管扩张咯血休止期，屡奏捷效。

☯ 通利血脉汤（张海峰方）

【组成】杏仁 9g，麻黄 11g，炙甘草 6g，石膏 24g，桃仁 9g，大黄 11g，桂枝 6g，芒硝 6g。

【用法】用水浸泡方药约 30 分钟，然后用大火煎药至沸腾，再以小火煎煮 30 分钟。温服，每日分 3 次服用。

【功效】清肺泻热，止血化瘀。

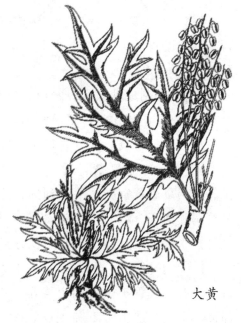

大黄

【方解】通利血脉汤中麻黄与石膏相用，石膏用量倍于麻黄，既清热泻郁，又制约麻黄宣肺清热；麻黄既宣发肺气，又制约石膏清泻而不寒凝；杏仁肃降肺气，与麻黄相用，一宣一降，提升肺气；桃仁益血化瘀，通血利脉；大黄荡涤实热，通下瘀热；桂枝散瘀通经，助桃仁祛瘀破血；芒硝软坚消瘀散结；甘草和中益气，帅血行瘀。

【加减】若瘀甚者，加红花、川芎、苏木、赤芍、牡丹皮，以活血散瘀；若高热者，加葶苈子、黄芩、连翘，以清泻肺热；若咯血

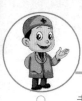
者，加白茅根、白及、海螵蛸、茜草，以凉血止血，兼以化瘀；若胸中烦热者，加栀子、知母、黄连，以清热除烦；若痰多者，加桔梗、贝母，以宣肺降逆化痰等。

【验案】胡某，男，47 岁。1964 年 12 月 26 日来医院就诊。患者有支气管扩张及慢性肝炎病史 10 年。近因劳累受寒，咯血复发，量多色鲜带黯紫，口干有腥味，胸脘痞闷，右胁刺痛，大便干结。苔少质嫩，唇红，脉细而数。证属营阴不足，气火上逆，肺肝之络不和。治法：清火养阴，止血降气，佐以疏泄和络之品。

服上方 15 剂后，症状大减，咯血止。继服上方 15 剂，病症基本痊愈。3 年后随访，病情无复发。

☯ 化痰止咳片 （张继泽方）

【组成】五味子（醋炙）、远志（去心，甘草炙）各 53g，麻黄浸膏 41g，川贝母 23g，法半夏 75g，陈皮、桔梗各 94g，甘草浸膏 16g。

【用法】制成糖衣片，密封。口服，每次 3～6 片，每日 3 次。

【功效】止咳化痰，平喘宣肺。适用于痰涎阻肺，肺失宣降所致之急慢性支气管炎，支气管扩张，咳嗽，痰喘。

【方解】方中麻黄、远志、川贝母解表利湿，可治咳喘；五味子、法半夏固肾宣肺，平喘利湿；陈皮、桔梗止咳平喘，和中生津；甘草调和诸药。综合本方诸药的配伍，对疫毒火邪，充斥内外，支气管扩张的证候，确为有效的良方。

【验案】郭某，男，51 岁，工人。1995 年 6 月 16 日来医院就诊。患有支气管扩张症病史 4 年，中西药治疗效果不佳，病情逐渐加重。支气管造影右下肺支气管腔呈圆形囊状阴影。患者咳嗽有黄痰，咯血色红，动则气促，伴胸闷，盗汗，五心烦热，大便干，小便黄，舌质红、苔黄少津，脉细数兼滑。辨证为痰涎阻肺，肺失宣降。服上方 8 日后，复诊：五心烦热及盗汗均已不作，咳嗽咯血大减。再继服上方 3 个月，病情基本康复。随访已 5 年，未见复发。

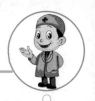

第十章
哮 喘

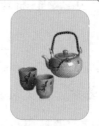

止痉通络汤（胡润兰方）

【组成】蝉蜕 13g，僵蚕 13g，全蝎 5g，地龙 11g，麻黄 13g，细辛 3g，甘草 13g。

【用法】每日 1 剂，水煎服，每日分 2 次服，早、晚各 1 次。

【功效】解痉平喘，宣肺祛痰。适用于哮喘。

【方解】止痉通络汤中僵蚕辛咸性平，能化痰祛风，有散结之力；地龙性味咸寒善治肺热喘咳；蝉蜕性味甘寒，善疏风止痉散热；全蝎性味辛平能息风，通络止痉。四药合用能治久咳之宿根。麻黄能开腠理，宣肺气；细辛温肺散寒；甘草补中调和诸药。中医学认为僵蚕、地龙、蝉蜕、全蝎及麻黄、细辛均有较强之解痉平喘功效；甘草有类皮质激素样作用。诸药合用能降低气道高反应性，解除支气管平滑肌痉挛，缓解气道狭窄阻塞程度，促进微循环，提高肺通气功能和调节免疫力，从而达到止咳的目的。

【加减】肺热型，加石膏、鱼腥草、连翘、金银花清化肺热；风寒束肺型，加干姜、桂枝、辛夷、杏仁、白芥子温肺散寒；肺脾气虚型，加白术、大枣、防风、党参、黄芪补脾益肺固表；阴虚者，

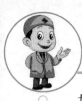

加麦冬、生地黄、桑白皮滋阴清热。

【验案】胡某，女，52岁，2002年12月7日初诊，患者反复咳嗽病史2年，每1～2个月就发作1次，多因受风受寒或遇到刺激性气味而诱发，多次使用抗生素治疗效果不佳，经用支气管扩张药可获缓解。两天前又因受寒冷刺激后出现咳嗽频作，头痛、恶寒发热、无汗，四肢不温，舌苔白腻，脉浮滑，体温38℃，双肺听诊呼吸音粗，未闻及干湿啰音，胸部X线片示肺纹理稍增强，余无异常。按咳嗽变异性哮喘诊治。辨证属风寒束肺，治当散寒温肺，止咳解痉。处方：僵蚕13g，地龙11g，蝉蜕13g，全蝎5g，炙麻黄5g，细辛3g，桂枝5g，干姜6g，甘草13g，杏仁13g，白芥子13g。服药3剂，患者咳嗽明显减轻，咳痰减少，色白清稀，不发热，微恶寒，自汗，气短，舌淡，脉细，上方去桂枝、干姜、杏仁，加党参16g，白术13g，防风13g。续服10剂，患者诸症皆除，随访9个月未复发。

【按语】中医认为咳嗽变异性哮喘的病因多为肺、脾、肾三脏的功能亏虚，痰饮留伏是发病的内在因素，而气候寒冷、接触变应原、剧烈运动为主要外因。发病机制主要在于痰饮内伏，遇到诱因触动伏饮而发，痰气交结，阻塞气道，肺管狭窄。

☯ 五味姜辛汤加减（田逸之方）

【组成】甘草13g，茯苓16g，五味子13g，干姜13g，细辛3g，法半夏13g，陈皮16g。

【用法】每日1剂，水煎服，每日分2次服，早、晚各1次。

【功效】化痰蠲饮，辛温宣散。适用于哮喘。

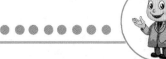

【方解】五味姜辛汤加减方中干姜味辛性热走肺，既能温肺散寒以化饮，又可温运脾阳以化湿；细辛味辛性温发散，合干姜除凝聚之饮；茯苓性味甘淡实脾，益脾以杜生痰之源，渗湿以泄已聚之痰；五味子味酸收敛，久咳之人，肺气必有耗散，五味子与细辛配伍，一收一散，收不留邪，散不伤正；甘草补中调和诸药，缓和药性；法半夏祛痰燥湿，止咳降逆；陈皮芳香醒脾，疏利气机。诸药合用，具有散寒温肺，运脾化湿，宣肺达邪，止咳化痰的功效。

【加减】胸闷，气涌上冲而咳者，加炙麻黄 13g，紫苏子 13g，杏仁 11g；痰多者，加紫菀 23g，款冬花 23g；咽痒则咳，不能自止，加蝉蜕 13g，僵蚕 16g，薄荷 13g；痰稀薄，舌淡，苔白腻或白滑，加桂枝 13g，白术 11g；痰黄稠，舌质红、苔薄黄，去干姜，加知母 13g，桑白皮 11g，紫菀 23g，款冬花 23g；咳而遗尿，加人参 13g，补骨脂 11g，益智仁 11g，桑螵蛸 13g；干咳无痰，口干少饮，去干姜，加沙参 11g，麦冬 11g，知母 13g；咳甚则汗出，乏力，加北黄芪 18g，白术 16g，牡蛎 18g。

【验案】张某，男性，53 岁。2003 年 7 月 15 日来医院就诊。患者咳嗽 11 个月，以"咳而遗尿 3 周"为主诉就诊。11 个月前患者受寒出现恶寒、发热、咳嗽、咳痰。胸部 X 线片报告：支气管炎、哮喘。经静脉滴注青霉素、环丙沙星（悉复欢）等抗生素治疗 3 周，精神转佳，寒热消失，但咳嗽不止。反复更医，服中、西药物，效果不佳，迁延不愈。3 周前又现咳而遗尿之症，苦不堪言，咳嗽多在夜间发作，或受冷空气、油烟刺激而发作，痰易咳出，咳痰稀白，量中，自汗，疲乏，舌质淡红胖嫩、苔白滑，脉沉缓，复查胸部 X 线片未见异常，肺功能检查无异常，支气管激发试验阳性。诊断：咳嗽变异性哮喘。证属肺肾两虚，痰湿阻肺。治以补肺气、温肾阳、祛痰湿。本方加味，处方如下：茯苓 16g，甘草 13g，五味子 13g，干姜 13g，细辛 3g，法半夏 16g，陈皮 16g，北芪 23g，紫菀 23g，补骨脂 16g，益智仁 16g，桑螵蛸 16g，红参 13g。服上方 5 剂咳嗽大减，痰少，精神转佳，偶咳遗尿。予上方去甘草，加山茱萸 16g，再服 10 剂，咳嗽止，无遗尿，精神食欲好，至今未复发。

☯ 辛温宣散汤（李凤翔方）

【组成】射干 13g，炙麻黄 3～6g，杏仁 13g，紫苏子 13g，半夏 13g，蝉蜕 6g，地龙 13g，僵蚕 13g，蜈蚣 2 条，淫羊藿 13g，巴戟天 13g，生甘草 5g。

【用法】将药同煎 30 分钟，每剂煎 2 次，将所得药液混合。每日 1 剂，分 2 次温服，早、晚各 1 次。

【功效】温肺散寒，止咳平喘。适用于支气管，寒热证均可，临证进行方药加减。

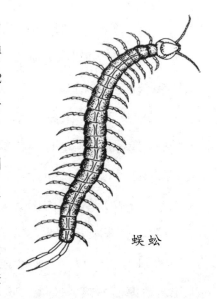

蜈蚣

【方解】麻黄解表利湿，可治咳喘；射干和麻黄协同平喘利湿；杏仁、紫苏子解热清肺；半夏、蝉蜕清热祛风；地龙、僵蚕、蜈蚣活血行气，祛瘀利湿；淫羊藿、巴戟天固肾健脾；甘草调和诸药。诸药伍用共奏疏肝解郁、行气活血、清热利湿之功效，用于治疗支气管扩张、咳嗽等疗效显著。

【加减】热证者，加生石膏 16g，桑白皮 13g，黄芩 13g；痰色黄而量多者，选用全瓜蒌、芦根、冬瓜子、鱼腥草、金荞麦，用量宜大 15～28g；痰质黏而难咳者，选加黛蛤散、海浮石、川贝母等。如发作不甚或经治症减而未平者，可视患者之体质另加一二补肾之味，偏阳虚选补骨脂、鹿角霜、肉桂，偏阴虚则选熟地黄、当归、黄精。寒证，加桂枝 5g，荆芥 13g，防风 13g；喷嚏流涕，加苍耳草 13g，辛夷花 6g；痰白状如涎沫，以小青龙汤加干姜 5g、细辛 3g、五味子 5g；喘胀不得卧、面目水肿者，加葶苈子 13g，厚朴 13g 或白前 13g；寒包热哮，以麻杏石甘汤加生石膏 16g。

【验案】朱某，男，43 岁，2006 年 9 月 22 日来医院就诊。患者自幼哮喘史 35 年，因气温突降再发 3 天，求治于中医。症见：气喘不能平卧，喉中痰鸣，食欲缺乏、痰少色白、质黏，鼻痒涕出，甚可湿透毛巾，四肢乏力，腰酸肢冷。查体：桶状胸，两肺呼吸音粗，可闻及广泛哮鸣音，舌苔白滑，脉弦紧。证属寒哮。治拟散寒温肺，平喘化痰。药用：淫羊藿 13g，巴戟天 13g，荆芥 13g，防风 13g，苍耳草 11g，细辛 3g，炙麻黄 5g，射干 13g，杏仁 13g，葶苈子 13g，紫苏子 13g，半夏 13g，蝉蜕 6g，地龙 13g，僵蚕 13g，生甘草 3g。服药 3 剂后复诊，喘已定，痰鸣较来医院就诊为轻，涕大减。原方去荆芥、葶苈子，苍耳草改为 13g，继进 5 剂而诸症向平，改服调理之剂。

【按语】此方系老中医经验方。哮喘一证，痰饮伏肺为发病的主要原因，外邪寒袭、饮食、情志、劳倦等因素均可诱发，而尤以气候变化为主。其发作期主因为伏痰遇外邪引动而触发，壅于气道，痰动气阻，痰气搏结，便肺气不得宣发肃降，上逆而致痰鸣作哮、气息喘促。治疗方面，多宗"既发以攻邪气为急"之论。从病理因素讲，痰浊即为哮喘的夙根，痰伏于内日久，久留人体不去，必致

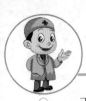

正气渐虚。从诱发因素看，因于气候变化者，常因寒热、喷嚏流涕、鼻咽作痒、咳嗽；因于饮食过敏者，则每觉恶心呕吐、胸闷憋气、腹胀（古称脾风），继而发生哮喘并逐渐加重，两者均与风邪有关。而风邪又每易夹寒夹热，侵袭人体。若为突然发作者，则符合中医"风性善行而数变"的特点。经云"邪之所凑，其气必虚"，外邪得以侵袭者，正气虚故也。因此，中医对于哮喘发作期的治疗，不拘于旧说，以辨寒热为基础，针对"痰"的病理因素和"风"的主要诱因，在化痰祛风、宣肺平喘而治标的同时，每加补肾之品以扶助正气。"正盛邪自去"，长期的临床实践证明，其治疗效果远较单纯攻邪为优。

☯ 半夏桂枝汤（张梦侬方）

【组成】半夏 13g，柴胡 13g，黄芩 16g，太子参 11g，炙甘草 13g，桂枝 13g，白芍 16g，干姜 16g，杏仁 11g，五味子 16g，细辛 3g。

【用法】将药同煎 30 分钟，每剂煎 2 次，将所得药液混合。每日 1 剂，分 2 次温服。

【功效】平喘止咳，化痰降逆。适用于支气管哮喘发作期，多于清晨起床后发作咳嗽、喘憋，咳甚则喉中哮鸣，口干苦，不欲饮，咳吐白痰，舌淡苔白，脉滑。

【方解】方中半夏、柴胡、黄芩清热泻火生津；太子参益气养阴；白芍利水渗湿；杏仁宣肺止咳，活血通络；桂枝、干姜补中益气，养阴散寒；五味子、细辛固肾健脾；炙甘草调和诸药。

【加减】咳剧痰多，不易咳者，加紫菀、桔梗、款冬花；痰多，色白，状如涎沫，重用细辛、干姜、五味子；口干苦，不思食者，重用柴胡、黄芩、通草。

【验案】方某，女，30 岁，2005 年 1 月 15 日来医院就诊。患者咳喘 4 个月。近 4 个月来患者每于清晨起床后咳嗽、喘憋，咳时喉中响鸣，有少量白黏痰，间或呈絮条状，口干口苦，不欲饮，舌淡苔白润，脉滑。X 线胸片提示双肺纹理增多。证属肝失疏泄，肺失宣降，气机不利，水饮内聚。治则疏调气机，降逆温肺，化饮利水，以小柴胡汤合温肺汤化裁：柴胡 13g，半夏 13g，黄芩 16g，太子参 11g，炙甘草 13g，栀子 13g，车前草 16g，桂枝 13g，白芍 16g，干姜 16g，杏仁 11g，五味子 16g，泽泻 13g，细辛 3g。第二诊：5 剂后咳嗽减半，气喘亦有所减轻，口干口苦，不欲饮水，舌脉同前。气机渐通而未畅，饮郁有化热之象，上方加茵陈 18g，继进 10 剂。第三诊：诸症渐消，舌脉同前，守方 7 剂善后。

【按语】此方系青岛市中医院呼吸科老中医经验方。中医根据《灵枢·顺气一日分为四时》的理论及《黄帝内经》中"脾不主时而分散于四时之末"的论述，进行了哮喘的日节律辨证。如肝胆属木，应寅卯时（3：00—7：00），故哮喘于凌晨作者，其病机多与肝失疏泄、肝郁化火或肝血不足而导致的肝肺气机不调、肺气上逆有关，治疗时调肝理肺当为常法，故以本方治疗。

☯培中益气汤（孔伯华方）

【组成】太子参 16g，炙麻黄 4g，生黄芪 18g，麦冬 13g，五味子 6g，炙甘草 6g，陈皮 13g，茯苓 16g，百合 16g，白果 6g，炒紫苏子 6g，苦桔梗 6g，白前 13g，炙紫菀 13g，炙枇杷叶 13g，荆芥 6g，生姜 2 片，大枣 4 枚。

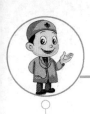

【用法】每日 1 剂，水煎服，每日分 3 次温服。

【功效】培中升清，宣肺化痰平喘。

【方解】培中益气汤中太子参、茯苓、白术、炙甘草、生姜、大枣，培中益气；生黄芪益肺补脾升阳气；麻黄、白果、桔梗平喘宣肺；陈皮、紫苏子、白前化痰降气；紫菀、枇杷叶、百合化痰润肺；麦冬、五味子益阴敛肺；荆芥辛温升散，升举清气上输于肺。合方而用，益气培中，升清于肺，升中寓降，以复肺宣开肃降之机，通利气道，哮喘缓解。

【验案】周某，男，77 岁，患有慢性支气管哮喘 15 年，伴气肿、肺心病。因外感引发宿喘，症见胸憋喘咳，咳痰短，动则喘甚，纳差便调，舌苔白滑，脉数无力。中医证属肺脾虚，痰湿内阻。上方服用 15 余剂，哮喘稳定。

【按语】中医认为哮喘引发皆因虚与邪所致。"喘无善症"，久喘必耗肺气，外邪易袭，使痰恋于肺，肺失清肃，阻塞气道，痰气上逆则为哮喘。哮喘不独在肺，亦常与脾肾相关。中医"虚喘者无邪，元气虚也"（《景岳全书》），其病在脾肾。"肺为贮痰之器，脾为生痰之源"，痰湿内盛，实喘在肺。哮喘久病多为虚损，虚实夹杂。脾之升清，上输心肺，可生血化气，培元益肺，脾主健运能化饮绝生痰之源，故拟培中升清法可助肺气宣开肃降。临证喜用补中益气汤、六君子汤培中和胃健脾，配小青龙汤、麻杏石甘汤、苏子降气汤宣开肺气，化痰降气平喘。

☯ 降气化痰平喘方（吕承全方）

【组成】桂枝 6g，蜜炙麻黄 6g，细辛 3g，淡干姜 3g，法半夏 13g，白前 13g，杏仁 13g，橘皮 6g，紫菀 13g，款冬花 13g，紫苏子 13g，炙甘草 3g。

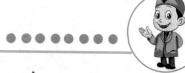

【用法】每日 1 剂，水煎服，每日分 3 次服。

【功效】散寒蕴肺，平喘化痰。用于各种哮喘。

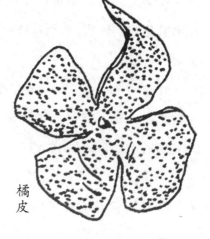

橘皮

【方解】方中麻黄、桂枝行气活血，清热解毒，疏肝解郁；白前、淡干姜行气解郁、活血止痛；橘皮、半夏疏肝理气，清热祛湿；细辛活血化瘀；杏仁宣肺止咳；紫菀、款冬花、紫苏子泻火祛湿；甘草调和诸药，其疏肝解郁之功更显著。诸药伍用共奏疏肝解郁、行气活血、清热利湿之功效，用于治疗支气管哮喘等疗效显著。

【验案】吕某，男，55 岁。1992 年 2 月 24 日来医院就诊。患者喘哮 10 年，反复不愈，冬季受寒后严重，呼吸急促，喉中哮鸣有声，咳不甚，咳痰稀薄不多，色白有泡沫，咳吐不爽，形寒怕冷，背部尤甚，胸膈满闷如塞，面容晦滞带青，喜热饮，舌苔白滑而润，脉细弦。经用多种中西药治疗至今未能缓解。从寒饮伏肺，壅遏气道，肺失宣畅辨治，上方 10 剂，水煎服。第二诊（3 月 4 日）：喘哮能平，胸膈满闷消失，形寒怕冷减轻，痰少色白稀薄，易于咳出。治守原意，原方 10 剂，以资巩固。

【按语】患者哮喘数年不愈，必有风痰内伏，遇寒即发，临床表现为咳痰色白稀薄，素日形寒怕冷、喜热饮、背部尤甚、苔白滑而润为主，显系寒饮伏肺为患；发则呼吸急促，哮鸣有声，微咳，但胸膈满闷如塞，皆由寒饮阻滞气道，肺气升降不利所致，证属哮病之寒哮无疑。散寒温肺，平喘化痰实乃正治之法。方用小青龙汤、止嗽散化裁，仅服 15 剂，哮喘即平，巩固 1 周，病即稳定不发，可谓效如桴鼓。

　　哮喘病位在肺，但与脾、肾、肝、大肠等关系密切。如脾不能运输水津，肾不能蒸化水液，均可致津液汇聚成痰，上迁于肺，成为发病的潜在病理因素。饮食不当者病源于脾，而素质不强者则多以肾为主。因此，痰哮重在治脾以杜痰源，虚哮主在治肾以清痰本，发作期邪实者以治肺为要，缓解期正虚为主者，则当调补肺脾肾，且尤应以补肾为要。

☯ 宣肺定喘方（张锡纯方）

　　【组成】杏仁 11g，蜜麻黄 11g，枇杷叶 13g，莱菔子（杵）11g，桔梗 11g，法半夏 11g，旋覆花（包）6g，厚朴 11g，全瓜蒌 11g，蜜款冬花 11g，橘皮 6g，生甘草 3g。

　　【用法】每日 1 剂，水煎服，每日分 3 次温服。

　　【功效】止咳平喘，宣肺祛痰。适用于支气管哮喘。

　　【方解】中医认为支气管哮喘反复发作，顽固难愈，主要原因是宿痰伏肺，如胶似漆，胶黏难去所致。患者发作时，"伏痰"引触，痰随气升，气因痰阻，壅塞气道，通畅不利，肺管狭窄，肺失宣降，相互搏结，引动停积之痰，故气喘痰鸣。因此其病理特点主要概括为宿痰阻肺，气机阻肺，肺失宣降。治疗中应以治痰、治气为主。我们在遣药组方中，紧紧把握支气管哮喘的病理特点，首用麻黄、莱菔子，一宣一降。取麻黄宣散力强，经用蜜制，则消减其辛温发汗之功，提高宣肺定喘之效；虽其性温，但无论寒邪、热邪均可使

呼吸系统病 传承老药方

用；取莱菔子降气力强，消痰力猛，而不伤正之势。故方中二药，不可或缺。枇杷叶、桔梗以增强宣肺之力，旋覆花、法半夏、杏仁、厚朴下气降逆；蜜款冬花宣肺又降气，有邪可散，散而不泄；无邪可润，润而不寒。橘皮、法半夏、瓜蒌、杏仁理气燥温又化痰。诸药合用，宣降共同，气痰并治，寒温适宜。全方严谨，疗效迅速。

中药研究，蜜麻黄中主含生物碱，其药理作用似肾上腺素，但较温和，具有减少支气管平滑肌痉挛、抗炎、抗过敏等作用，能降低支气管黏膜肿胀及松弛支气管平滑肌而达平喘宣肺。莱菔子含微量挥发油、脂肪油等，具有抗微生物、消炎、解毒之作用，且长于顺气消胀，又能祛痰。旋覆花中旋覆花酮对组胺引起的支气管痉挛有明显对抗、缓解和保护作用，所含槲素、异槲皮苷有良好祛痰作用，能促进痰液分泌和纤毛蠕动，同时槲皮苷可抑制肺组胺及过敏反应作用。杏仁成分主要有：苦杏仁苷、对聚伞花素等。其所含苦杏仁苷在体内缓慢分解成微量氢氰酸，轻度抑制呼吸中枢，表现镇咳定喘作用；对聚伞花素有明显祛痰作用，起效快，不良反应小。桔梗、枇杷叶既能使呼吸道分泌物增加而有祛痰作用，又对革兰阴性、阳性等多种细菌具有抗菌消炎作用。法半夏能轻度麻醉喉上神经、舒张支气管、缓解支气管痉挛作用。款冬花具有显著镇咳、祛痰之用，且对组胺引起的支气管痉挛具有较好解痉作用。橘皮有效成分为柠檬烯，可完全对抗组胺所致支气管痉挛性收缩并有刺激性祛痰作用。瓜蒌、厚朴均能刺激呼吸道黏膜祛痰、降低支气管痉挛及气道高反应性的作用。诸药合用具有抗过敏、解痉、抗菌消炎、抑制迷走神经过度兴奋、减轻气道高反应性等作用，药症相符，故疗效显著。

【加减】呼多吸少，加胡桃肉、补骨脂、五味子；伴外感风热，加薄荷、桑叶等；伴外感风寒，加紫苏叶、荆芥、桂枝、生姜；伴

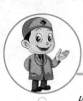

伤津，痰黏而稠者，去法半夏，加知母、麦冬、海蛤粉；伴血瘀者，加丹参、郁金、桃仁；寒痰蕴肺，加细辛、桂枝、干姜、紫菀；热痰壅肺，去半夏、厚朴，加黄芩、芦根、鱼腥草、竹沥、胆南星等；肺气壅实，痰鸣喘息不得卧，加葶苈子、广地龙；内热壅盛，大便秘结，加大黄、芦荟、芒硝；喷嚏、鼻塞严重者，加僵蚕、蝉蜕、荆芥；老年阳虚，加紫苏子、沉香、赭石、白果。

【验案】邓某，男，41岁，有反复咳嗽、气喘病史3年，加剧3个月。患者长期依赖"舒喘灵"、激素、β受体拮抗药等治疗，最近病情加剧，症情不能控制。诊时：胸闷如窒，咳喘痰鸣，夜间不能平卧，痰多质稀色白，伴口渴欲饮，舌淡红，苔白腻，脉滑。诊为"支气管哮喘"（痰湿壅肺型）。用药如下：蜜麻黄11g，苦杏仁11g，法半夏11g，厚朴11g，莱菔子11g（杵），旋覆花6g（包），款冬花13g，陈皮6g，地龙干11g，葶苈子11g，细辛4g，共服15剂，症状消失，继以六君子汤加莱菔子、桔梗10剂，巩固疗效。已随访5年，未见复发。

☯ 降气化痰汤加减（陈荣富方）

【组成】白芍18g，桂枝9g，细辛3g，半夏16g，炮姜9g，五味子9g，麻黄9g，杏仁9g，紫苏子16g，葶苈子16g，甘草9g，胆南星9g，皂角炭3g，石韦28g，鹅管石16g，海浮石16g，赭石16g。

【用法】每日1剂，水煎服，每日分3次温服。

【功效】降气化痰，温肺散寒。适用于风、寒、湿等阴邪袭肺，引动寒痰之实痰冷哮证。症见：素有寒痰内伏于肺，每遇风、寒、湿、阴冷寒凉之气，哮喘即作，呼吸急促，喉中痰鸣有声，胸闷憋气，面色晦

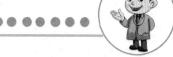

滞，痰白如泡沫，舌质淡苔白滑，脉弦紧或浮紧。

【方解】降气化痰汤加减方中解表祛寒，化痰温肺；并取桂枝倍芍药之意，益阴敛液，和营解肌；紫苏子、葶苈子泻肺降气；胆南星、皂角、海浮石化瘀开闭；鹅管石纳气温阳；赭石重镇降气。共奏平喘散寒、化痰温肺之功效。

【加减】伴气阴双亏者，加太子参、白术、山药、枸杞子；肾阳虚者，加淫羊藿、仙茅、附子、紫石英。

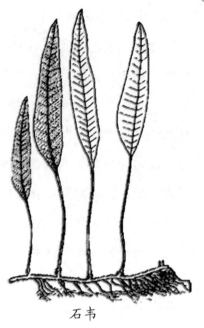

石韦

【验案】陈某，男，45 岁，1993 年 6 月 3 日来医院就诊。患者几年前因感冒发热后出现呼吸憋喘，喉中痰鸣，县医院诊以"支气管哮喘"，给予抗过敏西药，开始有短期疗效，但每遇寒凉季节即又发作，西药渐不敏感。近 5 个月来发作日趋严重，早晨起因寒凉及阴雨天气即可发作，时呈持续状态。数日前发作至今不能缓解，伴咳白痰，心悸气短，动则加重，唇面晦黯，舌淡苔白，脉弦紧。双肺闻及哮鸣音。X 线胸片示：双肺弥漫性肺气肿，肺动脉段饱满。予本方加减：桂枝 9g，白芍 18g，细辛 3g，半夏 16g，炮姜 9g，五味子 9g，麻黄 98，杏仁 9g，紫苏子 16g，葶苈子 16g，甘草 9g，鹅管石 16g，海浮石 16g，赭石 16g，胆南星 9g，皂角炭 3g，石韦 28g。水煎。每日 1 剂，2 次分服。服 6 剂，胸闷憋喘大减。稍作调整继服 12 剂，症状缓解。继以拔凤散加减，服水丸 1 料，病情稳定。随访 1 年未犯。

【按语】临床中不少医生热衷于使用清热解毒之品以抗菌消炎，不通过辨证论治来遣方用药，过早、过量使用寒凉药物徒伤阳气，使邪气稽留。张景岳说："大抵治表邪者，药不宜静，静则留连不解，久必生他病，故最忌寒凉收敛之剂，如《五脏生成篇》所谓'肺欲辛'者此也。"若本宜辛散之风寒，因误治、失治而致外邪留连，或初为风热、风寒入里化热，投寒凉之品，伤及脾肺之阳气，气机痹阻，肺失治节，脾失运化，津聚水泛，痰湿内停，肺失宣肃，故久咳不已。此类患者痰多清稀，或白稠，舌淡红，苔白或微黄。因此，治疗久咳属风寒留连，饮聚于肺，非用辛温宣散、化痰蠲饮之剂不可，常获奇效。

☯ 半夏哮喘必止方（赵恩俭方）

【组成】射干9g，麻黄（后下）5g，杏仁9g，厚朴4.5g，紫苏子9g，葶苈子9g，陈皮4.5g，制半夏9g，茯苓13g，甘草4.5g，枳实4.5g，胆南星9g，鹅管石（煅、杵、包）9g。

【用法】将药用水浸泡1小时，水煎沸后用文火煎15分钟，放入麻黄，再煎5～8分钟，过滤，取汁约200ml，加水适量，第2汁煎30分钟，取汁约150ml。每日1剂，早、晚分别于食后温服。

【功效】散寒宣肺，止咳平喘。寒证哮喘。适用于支气管哮喘、慢性气管炎急性发作期，症见咳痰不畅，咳嗽不扬，喉间有哮鸣音，胸闷喘息，夜间不得平卧，舌苔白，脉浮滑。

【方解】中医治疗哮喘在于散其寒，化其痰，坚持不懈。必欲散其寒，化其痰，而止其喘，故名哮喘必止方。本方由射干麻黄汤和导痰汤加减化裁而成。

呼吸系统病 传承老药方

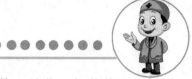

【加减】如腹胀、纳差，停食，去葶苈子、茯苓、甘草，加莱菔子9g，大腹皮9g，焦神曲11g；如口渴、心烦，舌红苔黄，则宜去厚朴，加石膏（先煎）28g，桑白皮9g；如痰白呈泡沫状，去半夏、茯苓、甘草，加干姜2.4g，细辛2.4g，五味子3g；如痰黄黏稠如细粉，去厚朴、葶苈，加桑白皮9g，黄芩4.5g，制半夏改用竹沥半夏9g；如咽痛、鼻塞咽痒，去厚朴、半夏、葶苈子，加前胡9g，蝉蜕4.5g，桔梗4.5g；如咳甚，胁痛，去葶苈子、厚朴，加白芥子4.5g，橘络4.5g。

【验案】赵某，女，61岁，退休干部。1988年8月2日来医院就诊。患者咳嗽、吐痰15余年。多次在各大医院均诊断为"支气管哮喘"，服中西药治疗虽有好转，但到冬季仍发病次数达5～8次。发病时不能平卧休息，咳嗽，咳喘，吐痰，以晨间较重，饮食二便尚可。查体：一般情况好，胸廓饱满，两肺有哮鸣音，心脏听诊（一），肝脾未触及，脉象细滑，舌苔薄白。X线透视示轻度肺气肿。诊断：支气管哮喘。服上方15剂症状明显减轻，继服15剂后咳痰喘基本控制，停用所有用药，并能从事一般工作。随访5年，疗效巩固。

🔮 化痰脱敏平喘汤（王正公方）

【组成】地龙118g，紫河车90g，煅蛤壳118g，苍耳子30～60g，蝉蜕28g，甘草28g。

【用法】将药共研为细末，混匀，储密器中备用。上药为一料。每服3g，日2次，温开水调下。药量可随年龄大小酌情加减。本方一料药可服2个月左右，1年可服2～3料。哮喘发作期及有发热、胃肠不适时，需暂停服用。大热天一般也不服。

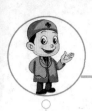
【功效】培元固本，平喘化痰脱敏。适用于哮喘缓解期。

【方解】化痰脱敏平喘汤根据"急则治其标，缓则治其本"的原则拟订。方中紫河车大补真元，蛤壳、地龙平喘化痰，苍耳子、蝉蜕、甘草合用，有较好的脱敏作用。

【加减】鸡胸、龟背、体弱儿童，加生晒移山参 28g。体质偏寒者，加鹿角粉 28g，或淫羊藿 28g；体质偏热者，加川贝母粉 28g。

【按语】此方对儿童患者疗效尤为满意，不少患儿因此获得了健康，改善了体质，促进了生长发育。

☯ 清热祛痰汤（施汉章方）

【组成】黄芩 16g，白果 13g，桑白皮 16g，麻黄 13g，款冬花 13g，半夏 13g，紫苏子 13g，木香 13g，厚朴 13g，甘草 5g。

【用法】水煎服，每日 1 剂，每日分 3 次服。

【功效】平喘止咳，宣肺散邪，清热祛痰。用于哮喘缓解期。

【方解】清热祛痰汤系由《证治准绳》中的定喘汤加重黄芩、桑白皮，另加厚朴、木香各 13g 而组成。方中白果敛肺定喘祛痰，麻黄宣肺散邪平喘，一散一收，既可加强平喘之功，又防麻黄耗散肺气；黄芩、桑白皮泻肺热，平喘止咳，祛痰清热；紫苏子、杏仁、半夏、款冬花降气平喘，祛痰止咳；厚朴、木香宽中理气平喘；甘草补中调和诸药。诸药合用，使肺气得宣，痰热得清，外邪得解，则咳喘痰多诸症自除，故其适用于哮喘属于素体痰多而复感外邪之痰热壅肺证。

【加减】喘急面红，烦热口干，加芦根、知母、瓜蒌霜；兼外感咳甚者，加前胡、苦杏仁、桔梗；伴自汗畏风，极易感冒，卫阳不

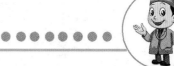

固者，加黄芪、白术、麦冬、五味子；如痰涎量多，不得平卧，便秘，加葶苈子泻肺逐痰。

【验案】王某，男，64岁。患者反复咳喘气短4年，每逢秋冬季节天气凉爽则加剧，经社区医院诊断为"喘息型支气管炎"。多次用中西药未能根治，经常复发，3日前因受寒后，咳痰量多、色黄质稠，不易咳出，喘咳加剧，可闻咳呛阵发，不能平卧，动则胸憋闷胀加重，唇甲稍微紫黯，口渴，苔微黄厚腻，咳声低弱，自汗倦怠等，脉滑数。诊断为：哮喘（中度），证属痰涎壅盛。此为风寒外束，郁化而热，痰热内蕴，肺气不宣所致。治则平喘宣肺，祛痰清热，止咳降气，拟予定喘汤加减：炒白果（打碎）13g，黄芩16g，桑白皮16g，紫苏子6g，炙麻黄13g，款冬花13g，杏仁13g，半夏13g，厚朴16g，木香13g，葶苈子13g，川贝母13g，甘草5g。水煎服，每日1剂，服5剂而收功，后又再服5剂，以巩固疗效，2年后随访未复发。

【按语】哮喘病的病因病机多为"内有壅窒之气，外有非时之感，膈有胶固之痰"，痰气相互搏结，肺气运行失常所致。其标在肺，其本在脾肾，故发作时以治标为重，不发作时以治本为主。

☯ 柔肝理肺煎加味（王鹏飞方）

【组成】防风13g，柴胡13g，乌梅8g，五味子6g，甘草5g，地龙13g，麻黄13g。

【用法】水煎服，每日1剂，每日2次，分早、晚服，每次200ml。15天为1个疗程。

【功效】柔肝理肺，疏风祛痰，平喘。适用于咳喘。

【方解】柔肝理肺煎加味方中，柴胡性味苦辛微寒，入肝胆经，有解郁疏肝之功；防风性味辛甘微温，入肝经，有散寒发表散风之效，为散风之要药，能祛除内外之风；乌梅味酸涩性平，入肝肺经，有敛肺止咳之功，李时珍《本草纲目》记载它"敛肺涩肠，止久咳泻痢"；五味子味酸甘性温，归肺经，有敛肺之功。《本经》："主益气，咳逆上气。"《本草备要》"性温，五味俱全，酸咸为多，故专收敛肺气而滋肾水……宁嗽定喘，除烦渴。"《黄帝内经》曰："肺欲急，急食酸以收之。"甘草性甘平，入肺经，有益气补中祛痰止咳之功。乌梅、五味子性味酸，敛肺止咳，与甘草相配，酸甘化阴，养阴柔肝，息除内风。地龙咸寒泄降，息风解痉定喘。麻黄有疏风散寒、平喘宣肺、消肿利水之功。《神农本草经》说"麻黄止咳逆上气，除寒热"，《本草备要》中说麻黄"治痰哮气喘"。麻黄与地龙相伍，一温一寒，一宣一降，相得益彰，皆为治疗哮喘的要药。诸药相合共奏祛痰疏风、理肺柔肝、平喘之效。以上诸药，肝肺同治，表里兼顾，寒温并调，功在疏畅气机，外散邪气，内调肝肺，使风、痰不得相结，不得化生，邪祛而正安，喘自平。

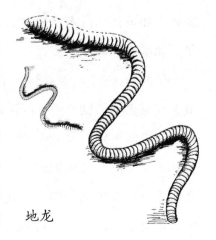

地龙

【加减】咳频加杏仁 13g，桔梗 13g；气虚加黄芪 18g，党参 13g；有血瘀之象者加赤芍 13g，川芎 13g；肺阴虚者加沙参 13g，麦冬 13g。情志不畅者加蝉蜕 13g，白芍 13g；痰多白稀者加桂枝 13g，细辛 3g，半夏 13g；痰热壅盛者加瓜蒌 16g，生石膏 28g。

【验案】冯某，男，71 岁。患者有哮喘病史 3 年，易出湿疹，有

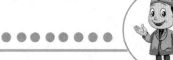

家族史，前日因闻汽车尾气而引发哮喘，自服"桂龙咳喘宁胶囊"5粒，每日3次，但效果不佳而来我院。症见：胸闷，干哮、少痰，咽干口渴，舌红少苔，脉弦细数，便干。肺部听诊有散在哮鸣音，微有喘息，血嗜酸性粒细胞 0.35×10^9/L。中医诊断：哮病，属阴虚风动，肺失宣肃。西医：过敏性支气管哮喘。治则：祛风柔肝，利肺平喘。本方加味：柴胡13g，防风13g，乌梅8g，五味子68，甘草5g，地龙13g，麻黄13g。7剂。经治疗后，喘息症状已除，听诊偶闻哮鸣音，口微渴，舌红，少苔，脉细数。上方加沙参13g，麦冬13g。续进7剂，诸症悉除。

【按语】治喘以宣为主。哮喘是宿痰潜伏肺中，阻碍肺气宣通所致。治疗上，不宜过早收敛肺气，因敛肺之药用之过早，内邪未出，闭门留寇，欲速而不达。宣通肺气，驱邪外达，邪去则喘宁，故宣肺为治疗支气管哮喘主要法则。

治痰应治气为先。哮喘之宿痰，由脾、肺、肾三脏功能失调所致，究其根本，不外气化失职，津液代谢失常。治痰仅治其标，治气乃治其本。故以治气为先，气顺则津液代谢正常，痰便无所从生。故方中以理气、降气药为主。

健脾益肾以善其后。"脾为生痰之源，肺为贮痰之器""肾为气之根"。健脾以杜绝生痰之源，益肾以壮气之根。故缓解期以六君子汤、人参蛤蚧散加减，以善其后。

☯ 清热导痰汤（张鹳一方）

【组成】大杏仁13g，净麻黄5g，嫩射干9g，玉桔梗6g，杜紫苏子9g，净蝉蜕4.5g，炒白僵蚕9g，制半夏9g，广陈皮4.5g，生

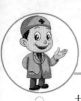
甘草4.5g，鹅管石（煅，杵）11g，江枳实3g，制胆南星6g。

【用法】先将冷水浸过药面，约30分钟再加少许水，水煎沸后再煎15分钟左右，头煎取汁1碗，接着加水煎熬二煎，取汁大半碗，把头煎、二煎药汁一同灌入热水瓶内，分2次顿服。如小儿可分3或4次服，当天服完。

【功效】降气定喘，宣肺化痰。用于咳喘。

【方解】方中杏仁、麻黄、桔梗宣肺止咳，清热解毒，疏肝解郁；射干、紫苏子行气解郁，活血止痛；胆南星、陈皮、蝉蜕疏肝理气，清热祛湿；白僵蚕活血化瘀；鹅管石泻火祛湿；半夏、枳实清热活血，健脾利湿；甘草调和诸药。诸药伍用共奏疏肝解郁、行气活血、清热利湿之功效，用于治疗支气管哮喘等疗效显著。

【加减】咽红扁桃体肿痛，痰稠，舌红脉数者，去半夏、陈皮，可加金银花、黄连、连翘、牛蒡子等；溲黄便秘者去桔梗、甘草，加黄芩、桑白皮、竹沥等；咳喘气逆，腹胀胁痛者，去桔梗、甘草，加莱菔子、白芥子；口渴烦躁，痰黏，舌红苔黄者，去半夏、陈皮，可加石膏、芦根、知母、贝母；形寒肢冷无汗，痰白呈泡沫状，苔白滑者去蝉蜕、僵蚕、桔梗，加桂枝、细辛、白芍、干姜；脘腹痞胀，口黏纳差，苔白腻，去蝉蜕、白僵蚕，加厚朴、焦六曲；如有头胀头痛，鼻塞多涕者，去半夏、陈皮，加辛夷、苍耳子。

【验案】董某，女，16岁，1990年8月10日初诊。患者有奶癣史，咳嗽反复发作5年，最近发展为哮喘。今感时寒，咳嗽随起，痰吐不爽，胸闷气急，喉间有哮鸣音；夜卧不得安枕，苔薄白，脉浮滑数。拟本方连服3剂。药后哮喘已止，咳嗽痰亦少，夜寐可眠，仍口干咽燥，舌红苔薄黄，脉滑数。上方去半夏、陈皮，加桑白皮，再服3剂。药后咳平，痰鸣哮喘未作。迄今年余，哮喘未见复发。

【按语】清热导痰汤以射干麻黄汤、导痰汤化裁加减而成，为化痰宣肺、降气定喘有效方剂。咳喘患者单属寒型或热型者不少，而寒包热型者属多数，故常用宣上导下法以本方加减，既可宣肺达透，又能导痰清热，对症下药，咳喘每能获得良好疗效。

钩藤平喘汤（吕奎杰方）

【组成】钩藤 11g，麻黄 7g，老鹳草 18g，葶苈子 7g，乌梅 9g，甘草 3g（药用剂量仅供参考）。

【用法】水煎汤，口服，每日 1 剂，每日 2 次，早、晚各服 1 次。

【功效】平喘宣肺化痰。适用于支气管咳喘。

【方解】方中钩藤、麻黄清热化痰，疏肝解郁；老鹳草行气解郁，平喘利湿；葶苈子疏肝理气，清热祛湿；乌梅理气生津，宣肺止咳；甘草调和诸药，其疏肝解郁之功更显著。诸药伍用共奏疏肝解郁、行气活血、清热利湿之功效，用于治疗支气管哮喘等疗效显著。

【加减】痰热证加薏苡仁、鱼腥草、金荞麦、虎杖、海浮石等；兼肺肾阴虚者加天冬、麦冬、女贞子、青果、蝉蜕、玉蝴蝶；寒证加细辛、桂枝、川花椒、干姜；若见恶寒发热、头痛者，可加荆芥、防风、葱白、白芷、贯众、豆豉、桂枝等；兼肺肾气虚者加南沙参、北沙参、补骨脂、仙灵脾、丹参、降香、紫石英。

【验案】朱某，女，17 岁。患者自幼患有哮喘已 10 年，好发于每年春季，皮肤过敏试验对豚草、螨、花粉等过敏。近 3 天因感冒诱发，喘息不得卧，咳痰稀薄，色白而有泡沫，胸闷汗出，舌苔白滑，脉弦紧。查体：两肺布满哮鸣音。证属痰浊伏肺，外感诱发，肺气不宣。治以散寒温肺，化痰平喘。平喘汤加细辛、干姜、半夏、五味子，药服5剂，气喘胸闷已去大半，余证均见明显改善。继服5剂，诸症皆除。为巩固疗效，预防复发，采用益肺补肾法，药用黄芪、白术、防风各9g，补骨脂11g，甘草3g。服用10剂，随访1年多未发。

☯ 纳气定喘汤（段富津方）

【组成】葶苈子 11g，紫苏子 13g，半夏 9g，炒莱菔子 16g，炙麻黄 8g，苦杏仁 10，地龙 18g，厚朴 13g，瓜蒌仁 16g，白前 11g，前胡 11g，桑白皮 11g。

【用法】水煎服。每日1剂，每日分2次服，早、晚各1次。

【功效】止咳祛痰，通腑平喘，宣肺降逆。用于支气管哮喘。

【方解】中医在哮喘的治疗上重用降肺气祛痰的药物。肺与大肠互为表里，腑气通畅，则肺气易降。故治疗上兼用通便润肠的药物。纳气定喘

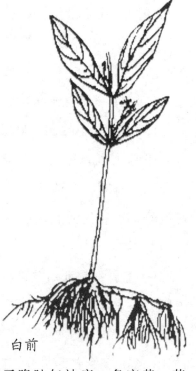

白前

汤中紫苏子、半夏、白前、前胡、莱菔子降肺气祛痰；炙麻黄、苦杏仁、地龙、厚朴宣肺平喘止咳；桑白皮、葶苈子泻肺平喘；瓜蒌仁通便润肠，使腑气通而肺气降，快速达到平喘目的。诸药合用，使肺气降，痰邪消，腑气通，故咳喘自除。

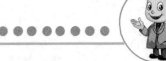

【验案】段某，女，35岁。于2005年4月16日来医院就诊。患者有支气管哮喘病史6年，本次发病2天。在社区医院经用抗生素、氨茶碱及泼尼松治疗效果不显，要求转中医诊治。现症见喘促咳嗽，喉中痰声鸣响似水鸣声，痰白，量中等，胸闷憋气，纳差，苔白，脉弦滑。查：两肺满布哮鸣音，并呈散在细湿啰音。辨为痰邪壅塞气道，肺气宣降失常。给予纳气定喘汤加陈皮13g、细辛3g治疗。服药10剂后咳嗽已止，喘促渐平。继服10剂后，咳嗽、哮喘及诸症悉除，且两肺哮鸣音及湿啰音消失。

☯ 宣肺平喘汤（贾彩肖方）

【组成】白芍9g，麻黄9g，细辛9g，干姜9g，炙甘草9g，桂枝9g，五味子11g，半夏11g，石膏6g，葶苈子13g，大枣12枚。

【用法】用水浸泡方药约30分钟，然后用大火煎药至沸腾，再以小火煎煮30分钟。温服，每日分3次服用。

【功效】散寒温阳，兼以清热。适用于支气管哮喘。

【方解】宣肺平喘汤中麻黄平喘宣肺，止咳降逆；桂枝温通阳气，化饮降逆；细辛温肺散寒化饮；干姜温肺醒脾化饮；五味子收敛肺气；白芍引阳药入阴而化饮；半夏燥湿醒脾，降肺化饮；石膏既清郁泻热，又防温燥药伤阴；葶苈子泻肺止逆；大枣、甘草补益肺气，培土生金。

【加减】气喘者，加紫苏子、杏仁，以降肺止逆；恶寒者，加生姜、肉桂、吴茱萸，以温阳散寒；气虚者，加人参、党参、白术，以健脾益气；热甚者，加桑白皮、黄连、黄芩，以清泻肺热；胸闷者，加薤白、香附，以行气宽胸。

【验案】尹某，女，73 岁，农民。有 15 年支气管哮喘病史，多次服用中西药，疗效不佳，近因哮喘加重而来诊治。刻诊：哮喘，喉中痰鸣，遇冷加重，痰色时黄时白，形寒肢冷，气短，面色晦黯，口渴欲饮水，舌质红，苔黄略腻，脉沉。辨为寒哮夹热证。治当散寒温阳，兼以清热。处方：麻黄 9g，白芍 9g，细辛 9g，干姜 9g，炙甘草 9g，桂枝 9g，五味子 11g，姜半夏 11g，石膏 6g，葶苈子 13g，大枣 12 枚，桑白皮 18g，红参 11g，黄芩 11g。10 剂，水煎服，每日 1 剂，每日 3 次。二诊：哮喘减轻，咳痰减少，复以前方 10 剂。三诊：形寒肢冷解除，苔黄腻消除，又以前方 10 剂。四诊：诸症大减，又以前方治疗 15 剂。之后，将前方变汤剂为散剂，每次 6g，每日 3 次，治疗 3 个月。随访两年，一切尚好。

【按语】中医根据患者哮喘、遇冷加重辨为寒，再根据口渴、舌质红、苔黄辨为寒夹热；因形寒肢冷、气短辨为寒夹气虚，以此辨为寒哮夹热证。方以小青龙加石膏汤散寒温肺，平喘止咳，兼以清热；以葶苈子、大枣泻肺汤平喘泻肺，兼益正气，加红参补益肺气，桑白皮、黄芩清泻肺中夹热。

☯ 温肺喘舒汤（蔡慎初方）

【组成】紫河车粉（冲服）16g，蛤蚧粉（冲服）16g，熟地黄 16g，红参 16g，核桃仁、山药各 11g，桃仁 13g。

【用法】每日 1 剂，水煎服，早、晚分 2 次服，30 天为 1 个疗程。

【功效】补肾益肺，纳气定喘。适用于支气管哮喘。

【方解】温肺喘舒汤中蛤蚧主入肺肾，补肾益肺，定喘纳气，中医研究其含有丰富的微量元素、氨基酸、蛋白质和脂肪等，能提高机体的免疫功能，有平喘解痉、抗炎、降低血糖和抗衰老作用，为

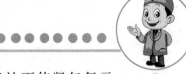

治喘之圣药；紫河车、熟地黄补肾益精，精气双补而使肾气复元，脾运得健，脾气旺则肺气充盛，肺脾肾三脏功能旺盛各有所主，痰浊得化而哮喘得平。上3药共为主药。核桃仁性味甘温，补肾敛肺、润肠，《本草纲目》载它能"补气养血，化痰润燥，益命门，利三焦，润肠温肺，治虚寒喘嗽、腰部重痛"；红参、山药补脾肺之气，为辅药；哮喘日久，肺气郁滞，血为之而郁，故用桃仁化瘀活血，调畅气机，以解其郁结，《名医别录》谓其"止咳逆之气，消心下坚，除卒暴击血"，据药理研究报告，桃仁含有杏仁苷、苦杏仁酶、脂肪油等，对呼吸中枢有镇静作用。如此脾肾同调，培补元气，改变脏腑功能，提高免疫力，共奏补益肺脾肾、纳气定喘之功，使哮喘能愈，呼吸舒畅。

【验案】胡某，男，39岁。2003年9月20日来医院就诊。患者6年前因感受风寒后，喘息，喉中有水鸣声，不得卧眠，咳嗽，咳痰，双肺布满哮鸣音。医生诊断为哮喘发作期，经平喘解痉和激素、抗生素治疗后，症状有所缓解，不几日再感风寒后哮喘复发，再经以上方法治疗后，不能在短期内缓解，而成持续状态，如此反复发作已8年，现患者为缓解期，表现为喘促，四肢乏力，活动后加重，伴咳痰，咳嗽，易感冒，舌淡苔白，脉沉滑。辨证为哮证（缓解期）。治以补肺益肾、定喘纳气为主，佐以健脾活血化痰。用上方1个疗程后，咳嗽咳痰、喘促明显减轻，2个疗程后，全部症状消失，且感冒后不复发、不易感冒。随访5年未复发。

【按语】中医认为，支气管哮喘是一种慢性、反复发作性的呼吸道变态反应痉挛性疾病，发作时治疗以化痰宣肺、平喘降气为主，由于哮喘久发，气阴日伤，肺肾俱衰，所以缓解期以正虚为主，治疗以培元补气尤为重要。

第十章

哮

喘

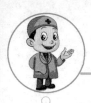

第十一章
肺间质纤维化

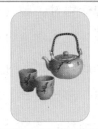

肺肾亏虚方（张中贵方）

【组成】麦冬 16g，太子参 16g，五味子 13g，黄精 13g，紫菀 16g，杏仁 13g，紫苏叶 13g，地龙 13g，橘红 13g，黄芩 13g，鱼腥草 23g，丹参 13g，川芎 8g，淫羊藿 13g，菟丝子 13g，山茱萸 13g，枸杞子 13g，女贞子 16g。

【用法】每日 1 剂，水煎服，每日 2 次，分早、晚服。

【功效】主治肺间质纤维化，证属肺肾亏虚、气阴两虚、络脉瘀阻证。其症可见咳嗽，咳白色黏痰，不易咳出，气短、喘息，伴有易疲乏，唇甲紫黯，恶风，易出汗，舌淡红或黯红，苔白或腻，脉沉滑或滑。

【方解】肺肾亏虚方中太子参、麦冬、五味子、黄精养阴益

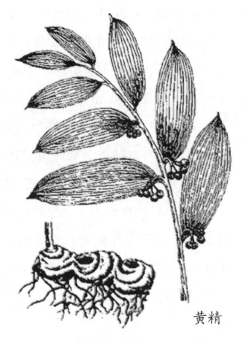

黄精

气；紫菀、杏仁、紫苏叶、地龙降气平喘；橘红、黄芩、鱼腥草清热化痰；丹参、川芎化瘀活血；淫羊藿、菟丝子、山茱萸、枸杞子、女贞子纳气补肾。

【加减】风邪犯肺、肺气失宣者，加麻黄、荆芥、紫苏子、蝉蜕等；痰热者，加瓜蒌、金荞麦、苦木、虎杖等；有瘀者，加三七、红花等；动喘明显者，加蛤蚧、冬虫夏草等。

【验案】丁某，女，79岁，2005年4月19日来医院就诊。患者咳嗽半个月，活动后气短5余日。患者有慢性支气管炎病史50年，吸烟史累计1年。1983年在社区医院诊断为肺气肿、肺心病。1个月前患者淋雨受凉后出现咳嗽，有黄痰，痰量多，体温39℃，无喘憋，无气急。肌内注射抗生素半个月后，体温逐渐降至37.8℃，黄痰量减少，逐渐转变为白痰，活动后气短、喘息，休息后可以缓解。活动的耐受力逐渐减低，稍动即喘，难以进行日常生活（如刷牙、洗脸、上厕所等）3月8日胸部CT：两肺弥漫网格状阴影，纵隔淋巴结肿大，双肺间质纤维化，间质性炎症。肺功能检查：限制性通气功能障碍，弥散功能下降。血气分析：二氧化碳分压33mmHg，氧分压45mmHg。血常规：白细胞计数$15 \times 10^9/L$。住院治疗：口服泼尼松30mg/d，3天后体温恢复正常，咳嗽减轻。刻下：咳嗽，咳白色黏痰，不易咳出，活动后气短、喘息，伴有唇甲色紫黯，日常活动即有明显的症状，休息后可自动缓解；咽痒，夜间口干，食欲佳，大便干，易疲乏，恶风，易出汗，舌略红，苔薄黄，脉沉弦。诊断为肺痿，肺肾气虚、痰浊阻滞、肺失宣降证。治以调补肺肾，降气化痰，平喘宣肺。处方：炙枇杷叶13g，紫菀16g，杏仁13g，紫苏叶13g，前胡13g，蝉蜕8g，五味子13g，山茱萸13g，枸杞子13g，女贞子16g，菟丝子13g，百部13g，黄芩13g，鱼腥草23g，麦冬16g，地龙13g。水煎服，每日1剂。

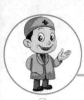
2005 年 5 月 16 日复诊：服药 15 剂后咳嗽明显减轻，晨起咳多量白黏痰，活动后喘息，时胸闷憋气，可平卧。服药 25 剂后无咳嗽，晨咳少量白黏痰，不易咳出，活动后喘息减轻。泼尼松减量至 20mg/d。上方去前胡、百部、黄芩、鱼腥草、麦冬，加淫羊藿以增强调补肺肾之力。处方：紫菀 16g，杏仁 16g，紫苏子、叶各 13g，半夏 13g，葛根 23g，地龙 13g，蝉蜕 8g，淫羊藿 13g，莱菔子 13g，山茱萸 13g，五味子 13g，菟丝子 16g，枸杞子 13g，橘红 13g。

2005 年 6 月 14 日三诊：病情稳定，可散步慢行，舌淡红，苔白，脉弦。调整治法：益气活血，调补肺肾。处方：太子参 16g，五味子 13g，麦冬 16g，黄精 13g，丹参 13g，川芎 8g，紫菀 16g，杏仁 13g，紫苏子、叶各 13g，地龙 13g，前胡 13g，橘红 13g，淫羊藿 13g，菟丝子 13g，山茱萸 13g。继续服药 2 个月后，可游泳 200 米，爬 3 层楼时有气短的感觉，晨咳少量白痰，泼尼松减量 15mg/d。

2005 年 12 月 9 日四诊：病情平稳，无咳嗽，咳少量灰色痰，可散步 1 小时，无喘息，纳可，二便调，双下肢水肿。前方加茯苓 23g，车前子 16g，冬瓜皮 28g。服药 2 个月，水肿消失，喘息无加重。随访患者精神佳，无咳嗽，晨起咳少量白黏痰，易咳出，能做少量家务劳动，间断郊游或游泳，食纳正常，睡眠佳，二便调。

2007 年 1 月份复查肺功能示：功能恢复正常。

☯ 调营和阴汤（李秀云方）

【组成】半夏 24g，麦冬 60g，人参 9g，甘草 6g，粳米 9g，大枣 12 枚，川贝母 9g，瓜蒌 6g，天花粉 5g，茯苓 5g，橘红 5g，桔梗 5g。

【用法】用水浸泡方药约 30 分钟，然后用大火煎药至沸腾，再

以小火煎煮 30 分钟。温服，每日分 3
次服用。

【功效】化痰润肺，滋养阴津。
适用于肺间质纤维化。

【方解】调营和阴汤中重用麦冬
生津养阴，滋液润燥；人参生津益
气，和阴调营；粳米益脾和胃，化生
阴津；大枣益胃气，养脾阴；半夏开
胃行津，调畅气机，降肺胃逆气，制
约滋补壅滞气机；瓜蒌清热、理气、
润燥、化痰邪；贝母清热润肺，止咳
化痰，助瓜蒌清肺润燥热；天花粉润

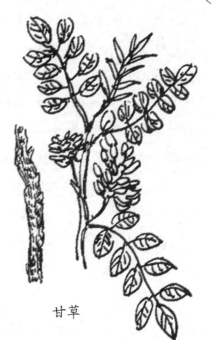

甘草

燥生津，化痰清热，助瓜蒌化痰润肺；橘红化痰理气，气顺痰消；
茯苓健脾渗湿，杜绝痰生之源；桔梗宣利肺气，使肺气宣降有权；
甘草益气和中。

【加减】若咳痰不利者，加杏仁、川贝母、桑叶，以润肺化痰；
若血热者，加生地黄、百合、玄参，以清热凉血；若阴虚甚者，加
天冬、女贞子、玉竹，以滋养阴津；若气喘者，加蛤蚧、沉香，以
纳气降肺；若胸闷者，加薤白、枳实，以行气宽胸等。

【验案】包某，男，67 岁，河北人。患者有 6 余年支气管哮喘病
史，3 年前又被确诊肺间质纤维化，近因受寒加重而前来诊治。咳
诊：咳嗽，吸气困难，咳痰不利，痰黏而黄，时而带血，盗汗，五
心烦热，食欲缺乏，消瘦乏力，肢体困重，杵状指色泽晦黯，舌质
红，苔少略腻，脉细弱。以此辨为阴虚痰湿证。治当滋阴补津，化
痰润肺。用麦冬汤与贝母瓜蒌散合方：麦冬 60g，半夏 24g，红参
9g，炙甘草 6g，粳米 9g，大枣 12 枚，贝母 9g，瓜蒌 6g，天花粉

5g，茯苓 5g，橘红 5g，桔梗 5g。10 剂，水煎服，每日 1 剂。第二诊：咳痰爽利，咳嗽减轻，复以前方 10 剂。第三诊：苔腻消退，精神好转，又以前方 10 剂。第四诊：诸症得到有效控制，又以前方治疗 40 余剂。第五诊：杵状指较初诊时变小，色泽恢复正常，又将前方汤剂变为散剂，每次 6g，每日 3 次，断断续续服用，以巩固治疗效果。随访 3 年，一切尚好。

【按语】此病例根据患者咳嗽、吸气困难、五心烦热辨为肺阴虚，再根据痰黏而黄、肢体困重、苔略腻辨为痰湿夹热，以此辨为阴虚痰湿证。方以麦冬汤滋养肺阴，补益肺气，降逆化痰；以贝母瓜蒌散清热润肺，理肺化痰，降逆止咳。

☯ 化瘀清消汤（陆继宏方）

【组成】山茱萸 11g，熟地黄 24g，北沙参 18g，麦冬 11g，白果 11g，紫苏子 11g，三棱 11g。

【用法】水煎服，每日 1 剂，每剂 400ml，早、晚分 2 次服用。30 天为 1 个疗程。依据病情轻重程度可服 2 或 3 个疗程。

【功效】益肺补肾，化瘀清消。

【方解】化瘀清消汤选用补肾之熟地黄、山茱萸和养阴益气之沙参、麦冬，配合紫苏子、白果敛肺定喘和三棱化瘀活血，软坚散结，合奏补肾益肺、宣肺定喘、化瘀活血之效，用于临床收较好效果。

【加减】发热者加金银花 28g，荆芥穗 13g；下肢水肿尿少者加益母草 28g，车前子 28g；大便干者加生地黄 18g，玄参 18g。有脓性痰者加鱼腥草 28g，竹沥水 30ml 兑服；纳呆者加焦三仙 28g，鸡内金 11g。

【验案】唐某，男，62 岁，司机。因进行性气喘伴干咳病史 6

年，加重 3 个月，及双下肢水肿，于 1995 年 9 月 16 日入院。经支气管镜、肺活检、X 线胸片、肺 CT 等检查已排除了类似特发性肺间质纤维化表现的疾病，确诊为特发性肺间质纤维化。入院后先单纯用西医治疗 2 个月（包括抗生素、强心利尿药和泼尼松 30mg，治疗 7 日）。治后患者憋闷气喘好转，口唇仍轻度发绀，但不能活动，动则喘甚，仍有干咳无痰，大便调，双下肢有轻度水肿，夜寐不安，纳少，尿稍少而黄，口干不欲饮，舌黯红，舌下静脉瘀滞，苔薄腻微黄，脉沉细滑数，两尺脉重按无力。辨证为肺肾气阴两虚夹有痰瘀蕴肺，治以益肺补肾，宣肺定喘，化瘀活血为主，给予上方治疗 5 剂后患者气短减轻，纳食增加，双下肢水肿减轻，口干减轻，每日 1 剂。守方 15 剂后，可以轻度活动，而无明显气短，咳嗽已少，纳食正常，双下肢水肿消失。血气分析由单纯西医治疗后的动脉血氧分压 51mmHg（6.8kPa），升至中西医结合治疗后的 70mmHg（9.39kPa）；肺功能：用力肺活量由单纯西医治疗后的 1.84L，上升至中西医结合治疗后的 2.15L；X 线胸片检查较单纯西医治疗后有吸收好转，患者因病情明显好转而出院。

【按语】中医认为，特发性弥漫性肺间质纤维化发病原因主要在肾虚，治以补肾纳气为主。而此类患者多见口唇及四肢末端发绀，而且随病情加重而增加，舌下静脉多见瘀滞，舌象多见紫黯，此乃内有瘀血阻滞之体征。故治疗当益肺补肾，清宣化瘀。

☯ 气阴双补汤（李文艳方）

【组成】女贞子、山茱萸各 18g，黄芪、白术、天冬、石斛、枸杞子、紫苏子、瓜蒌、巴戟天各 16g，玉竹、山药、百合各 23g，太子参、沙参、麦冬各 28g，五味子 13g。

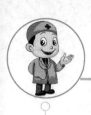
【用法】每日 1 剂，水煎服，每日分 2 次服，早、晚各 1 次。

【功效】养阴生津，补气润肺。适用于肺间质纤维化。

【方解】肺间质纤维化属中医喘证、肺胀、肺痿、虚劳等范畴；多因正气不足，反复吸入不洁之物，导致肺失清肃之令，肺气不足，气耗阴伤所致，故用黄芪、白术、山药、太子参益气固表；沙参、天冬、麦冬、百合、玉竹、石斛润肺滋阴；紫苏子、瓜蒌平喘理气；山茱萸、五味子收敛肺阴；巴戟天、女贞子、枸杞子大补虚损。全方金水互生，双补气阴，正切病机，故获良效。

【验案】于某，男，55 岁，工人。患者已因呼吸困难伴胸闷 1 月余，进入社区医院治疗，入院检查胸片及 CT 片，双肺可见大片多发散在阴影，经用抗生素对症治疗 20 余日不见好转，因病情加重而转入市级医院治疗。检查：听诊双下肺大量撕裂音，右下肺较重。胸片：双下肺大片阴影，边缘不整齐，密度不均。心电图示有异常。肺功能测定通气功能障碍，弥散功能重度减退。纤维支气管镜检查肺泡间隔纤维组织增生，另见慢性炎性细胞浸润，局部肺泡上皮增生。CT 片提示两肺广泛间质纤维化。曾用西咪替丁、琥珀氢化可的松、氯化钾、泰能等药治疗 3 月余（治疗过程中曾因呼吸衰竭抢救 3 次），病情虽暂得以缓解，但只能维持生命，医院通知家属，此病预后不良，故出院转中医治疗。1996 年 6 月 25 日来医院就诊时，患者面色苍白，呈满月脸，呼吸短促，精神欠佳，声音低怯，时感心慌，胸闷乏力，舌质淡，脉细弱无力。予上方，每日 1 剂，水煎服，并嘱其递减激素。服上方 15 余剂，患者自觉良好，诸症明显减轻，已停服激素，但有时仍感胸闷气短。以上方减黄芪、白术，加熟地黄、乌梅、大枣。服 5 个月余，患者症状消失，经胸部 X 线片和肺部 CT 片复查，示双肺未发现明显异常。为巩固疗效，嘱其以玉竹、麦冬、太子参泡水代茶饮。随访 3 年余，未见复发。

【按语】肺间质纤维化多为外邪犯肺，肺气伤损，耗气伤阴，日久及肾，以至肾不纳气，动则气喘；或因风邪犯肺，或因痰浊、毒邪损络、瘀血阻络，经常反复感染也表现出毒损肺络、肺痹不畅、气滞血瘀，而成本虚标实之证。本虚不唯在肺，尚关乎脾、肾；标实则多为风、痰、瘀。病机转化，由气及血，由肺及肾，故以养阴益气、调补肺肾、纳气平喘、活血化瘀为治疗大法，间以疏风、化痰、祛瘀、解毒。急性期患者以疏风化痰、化瘀解毒为治，缓解期患者以养阴益气、调补肺肾、纳气化瘀为法。

☯ 益气养阴汤（王静安方）

【组成】麦冬 13g，南、北沙参各 11g，苦杏仁 13g，炙桑皮 16g，地骨皮 16g，川百合 28g，生地黄 2g，生甘草 11g，黄芩 11g，玉竹 13g，白僵蚕 11g。

【用法】每日 1 剂，水煎服，每日分 3 次温服。适用于弥漫性肺间质纤维化症。

【功效】化痰补肺，益气养阴。

【方解】益气养阴汤中用黄芪、甘草以补肺益气；沙参、麦冬、生地黄、百合以益肺滋阴；桑皮、地骨皮、黄芩、僵蚕等以清痰泻火。本方气阴兼顾、补化兼施。

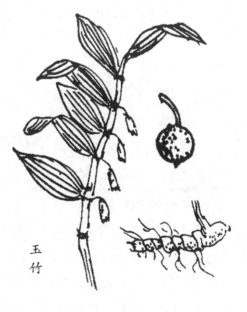

玉竹

【验案】王某，女，18 岁，学生。患者长期有间歇性低热、咳嗽、气喘等，于 1978 年 8 月 3 日住上海某医院治疗。住院时检查：红细胞计数 $4.63×10^{12}$/L，血红蛋白 13.9g/L，白细胞计数 $9.8×10^9$/L，中性粒细胞 75%，淋巴细胞 18%，嗜酸性粒细胞 2%，血小板 $20×10^9$/L，黏蛋白 70mg/L，类风湿试验（-），红细胞沉降试验 43mm/h，淋巴母细胞转化率 61.5%，血浆免疫球蛋白 G 13.8mg/ml，免疫球蛋白 A 900mg/L，免疫球蛋白 M 400mg/L，免疫球蛋白 D 4.7mg/L，免疫球蛋白 E 3.3mg/L。胸部 X 线片提示：两肺中下野小点状、条索状、蜂窝状影，二膈顶毛糙。右肺下叶活检：见肺组织呈海绵状、灰白色，质韧。镜检：肺泡腔多消失，肺泡及肺泡道中由肉芽组织机化代替，纤维增生，肺泡壁中毛细管消失，肌纤维代偿性肥大，炎性浸润减少，部分肺泡道扩张呈小囊状，上皮呈立方状。肺功能测定：通气功能减弱。

患者住上海人民医院 3 个多月，于 1978 年 12 月 3 日出院。出院诊断：弥漫性肺间质纤维化症。在住院期间曾采用激素治疗，复查胸片，变化不大，症状未消除。建议出院加用中药治疗。

1979 年 7 月 7 日来到本院门诊治疗。3 年来时常发低热咳嗽，频作，痰鸣气喘，盗汗，口干，睡眠不佳，舌苔微黄腻，脉象细数，身体较瘦弱。综合脉症，属肺虚有痰，气阴不足。拟用化痰补肺、益气养阴法。用上方 10 剂。

7 月 16 日第二诊：服前方咳嗽较减，痰鸣及气喘亦轻，但仍有低热及盗汗，脉象舌象如前。再用调养气阴化痰和络法。原方加海浮石 16g，15 剂。

7 月 26 日第三诊：咳嗽又减轻，低热及盗汗已好转，食欲增加，舌微腻，舌质略偏红，脉象细数。前方略予增减。南、北沙参各 11g，生黄芪 16g，麦冬 13g，苦杏仁 13g，桑白皮 16g，地骨皮 16g，生地黄 11g，生甘草 11g，黄芩 11g，熟黄精 11g，白僵蚕 11g，川百合 28g，15 剂。

8月6日第四诊：咳嗽较上次更轻，精神食欲均好转，但舌中黄腻未清，脉象仍细数。原方去杏仁加生海浮石11g、知母13g，15剂。

8月17日第五诊：月经过期11天未行，在3天之前咳嗽又有所增加，近3日又趋向减退，睡眠稍差，舌中微黄腻，脉象细数。气阴虚而痰火未清，故病情有小波动。南北沙参各11g，黄芪16g，麦冬13g，五味子13g，桑白皮16g，地骨皮16g，生地黄11g，甘草16g，黄芩16g，熟黄精11g，当归16g，白僵蚕11g，川百合28g，10剂。

8月24日第六诊：月经已行，咳嗽全平，痰鸣气喘均消失。肺部症状已基本消除。但每逢阴雨天关节疼痛（昨日查红细胞沉降率60mm/h），考虑有风湿入络。除以养肺消痰巩固疗效外，再加用疏风化湿和络药物。原方去生地黄、当归、川百合，加蝉蜕7g、忍冬藤28g、生薏苡仁28g，15剂。

经过上述用药之后，咳喘平定，除有少量咳痰之外，并无气喘发作。除于1980年8月底因感冒发热、口唇破烂，用过辛凉轻剂以外，一直坚守上述治则。于1980年9月4日做胸部X线透视，报告：肺纹增加，未见其他病变。但血沉尚高（75mm/h），仍按原来治疗法则用药。

至1980年10月中旬，除早晨有少许痰液及有时关节酸痛及血沉偏高以外，已无其他表现。按照原来处方去桑皮、地骨皮、杏仁，加用伸筋草28g。

10月26日复诊：咳嗽气喘未发，早晨痰已很少，下肢关节酸痛时发时止。舌苔微黄腻，脉弦细数。目前症状虽已缓解，但血沉尚高。患者病程较长，体质较弱，"久病属虚"，欲求根治，必须更加强扶正。南、北沙参各18g，黄芪11g，伸筋草28g，生甘草24g，川百合28g，蝉蜕7g，僵蚕11g，五味子11g，凤凰衣4g，金荞麦28g，熟黄精18g，坎炁1条，10剂。

患者原来身体消瘦，服中药至1980年12月，自感体力增强，体

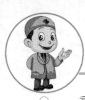

重增至 50kg，较来医院初诊时增了 3.5kg。继续服用前药。后来因情况良好，已无明显呼吸道症状，血沉下降为 27mm/h，于 1981 年 2 月去上海某医院复查，做了胸部摄片及肺功能测定，据述肺部病灶已稳定，肺功能已基本正常。认为患者已适应兰州气候，可以回兰州读书。1982 年，1983 年两次信访，上症未发，身体一直很好。

【按语】弥漫性肺间质纤维化是西医病名。在中医学上既没有这个病名，也没有这个病种，更没有适当的成方可以运用，只能根据中医"审证求因"及"辨证论治"的法则进行探索治疗。从本病例的临床表现看，与中医的"虚劳"咳喘相类似。从脉证分析，既有肺气亏虚之证，亦有肺阴不足之象，加以痰阻肺络，故低烧喘咳日久不愈。

患者投药后病情逐渐好转，以后处方虽有加减，但治本未变。后因每逢阴雨全身关节酸痛，考虑有风湿存在而加用薏苡仁、忍冬藤、伸筋草等。中医"肺主吸气"，"肾主纳气"，虚证的气喘，往往与肾虚有关，加以患者的关节痛以下肢为著，故最后加用坎炁、凤凰衣。患者在服用中药过程中，除每个月注射一次长效青霉素以外，未用其他西药。现代医学认为本病的发病机制可能是一种自身免疫性疾病，处方中的蝉蜕、僵蚕、凤凰衣、百合等，笔者常用以治疗某些过敏疾病，往往有效，因而考虑这些中药可能对调节人体的免疫机制有作用，从而有利于本病治疗，值得进一步研究。另外，患者系青少年，正值身体生长发育时期，故治疗适当，恢复较满意，与一般中年以上患者当有所不同。

☯ 润肺平喘汤（李清太方）

【组成】如意定喘片：党参、黄芪、天冬、麦冬、熟地黄、五味子、蛤蚧、地龙、麻黄、葶苈、蟾酥、洋金花等 21 味。

润肺平喘汤：陈皮、半夏、干姜、紫苏子、白芥子、白果、桔梗各 13g，茯苓、浙贝母各 18g，穿山龙、黄芪各 28g，砂仁、山药、淫羊藿、甘草各 16g。

【用法】片剂：每日 3 次，每次 3 片。汤剂：水煎服。每日 1 剂，每日 2 次，分早、晚服用。30 天为 1 个疗程。

【方解】如意定喘片加润肺平喘汤中，陈皮、半夏、茯苓燥湿化痰健脾平喘；干姜、淫羊藿、五味子温脾润肺；麻黄、葶苈子、蛤蚧、蟾酥、白果、洋金花、穿山龙、紫苏子、浙贝母、白芥子化痰宣肺定喘；党参、黄芪、天冬、麦冬、熟地黄养阴益气；甘草、砂仁、山药健脾和中。全方中突出重用黄芪以补肺益气，据现代药理学研究证实黄芪能增加肺功能，清除氧自由基，从而提高细胞对缺氧的耐受性。二方合用后，充分体现了宣肺与润肺协同，健脾温中与养阴益气并举之意，临床治疗肺间质纤维化取得良好疗效。

【按语】肺间质纤维化属中医肺痿范畴，中医《金匮要略心典·肺痿肺痈咳嗽上气病》注说："痿者萎也，如草木之萎而不荣"，非常形象地描述了肺间质纤维化的临床表现。如《高注金匮要略·肺痿肺痈咳嗽上气病》："虚则补其母，非温脾胃之中土以温肺金，无他法也，重用甘以守中之甘草使之径趋脾胃，佐以辛温之干姜是直从中土，升其生金之化。"启发我们健脾温中以抑生痰之源，宣肺化痰以开储痰之器，发挥如意定喘片宣肺定喘化痰为主的作用，兼以养阴益气，配合润肺平喘汤以温脾胃之土而润肺金。

☯ 顾扶正气汤（黄洪坤方）

【组成】桃仁 13g，黄芪 28g，红花 6g，川芎 16g，丹参 16g，当归 13g。

【用法】每日 1 剂，水煎服，每日 2 次，早、晚分服，14 天为 1

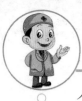

个疗程。

【方解】顾扶正气汤以黄芪、当归补气补血，顾扶正气，增强和调节机体免疫功能。桃仁、红花、川芎、丹参化瘀活血，具有促进血液循环，提高血氧含量的功能。

【加减】阴虚者加沙参 16g，百合 18g；阳虚者加桂枝 13g，附子 13g。

【验案】黄某，女，59 岁，退休工人。患者因出现进行性呼吸困难 5 个月，伴干咳少痰、发绀入院。胸片示：双下肺呈网状样改变，伴有多发小结节。肺

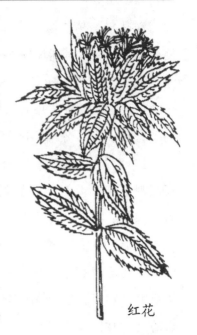

红花

功能测定提示限制性通气功能障碍。血气分析结果为低氧血症。确诊为特发性肺间质纤维化。西药激素、抗菌、止咳及免疫抑制药治疗效果不佳，改用中药治疗。诊见：乏力肢寒，自汗纳差，气喘气急，动则尤甚，干咳少痰，发绀，苔薄，脉细涩。本病乃肺虚气失所致，久而累及心肾阳虚，血脉瘀阻。治拟活血益气扶阳。本方加桂枝 13g，附子 13g。服药 1 周后症状缓解，肢暖汗止。桂枝、附子减量继服 1 个月后，诸症明显缓解，肺功能、血气分析均有好转。去桂枝、附子继服以巩固疗效。随访 8 个月病情未见恶化。

【按语】特发性肺间质纤维化属中医喘证范畴，是由于肺气不足，累及心肾，血脉瘀阻所致，为本虚标实之证，故活血益气是治疗本病的基本法则。

第十二章
肺结核

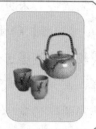

☯ 消咳治痨方（张志勇方）

【组成】牡蛎 30～60g，桂枝 30～60g，三棱、莪术各 15～18g，桃仁、杏仁各 11g，红花 16g，夏枯草 12g，红藤 30～60g。

【用法】水煎服，每日 1 剂。

【功效】流畅气血，通调营卫，软坚散结，祛瘀生新。适用于肺结核病。

【方解】关于"痨瘵"的治法，《医学正传》指出应"一则杀虫以绝其本，一则补虚以复其元"。故采用标本兼顾、攻补兼施的治疗原则，自拟"消咳治痨方"以通络活血，软坚化瘀为主，再辨证加味，同时配用抗结核的西药，以达到攻补兼施、祛邪扶正的目的。方中桂枝、桃仁、红花、三棱、莪术活血调气；牡蛎、夏枯草既能滋阴平肝，使桂枝不致温散太过，又能软坚散结，与上药共治肺结核病灶的气血凝滞；杏仁利气化痰，红藤清热解毒消肿，以治肺结核慢性炎症，协助诸药共同消散结核病灶。全方调整机体脏腑阴阳以扶助正气，提高机体的自然抗病力，达到攻补兼施、祛邪扶正的目的，使全身和局部凝滞的气血运行通畅，有利于抗痨药物的充分发挥作用，促进病灶的吸收和空洞的愈合。本方的剂量较大，但安全无毒性，未见到不良反应。

【加减】肺阴虚选沙参、麦冬（或天冬）、玄参、玉竹、生地黄、阿胶；肺气虚选黄芪、党参（或太子参、移山参）、白术、山药、甘草、茯苓；肺气阴虚选党参、五味子、灵芝、麦冬、玉竹、甘草；肺脾两虚选党参、白术、山药、大枣、甘草、茯苓；肺虚肝旺选石决明、鳖甲、生地黄、白芍、山栀子；肺心两虚选龟甲、生地黄、酸枣仁（或远志）、麦冬、甘草；肺肾两虚选龟甲、何首乌、熟地黄、川续断、冬虫夏草；阴虚发热选银柴胡、白薇、地骨皮；吐血选茜草根、藕节、十灰丸；咳嗽重选川贝母、紫菀、款冬花；夹湿重者选二陈汤或平胃散等。

川贝消核散（陶祖宇方）

【组成】山药、沙参、生地黄、白芍、川贝母、甘草、大力子、葶苈子、百部、法半夏、陈皮、丹参等 20 多味中药组成。

【用法】将药共研成细粉过筛装袋。每日 3 次，每次 8g，饭前用温开水送服。30 天为 1 个疗程，一般治疗 2～3 个疗程。

【方解】川贝消核散方中生地黄、白芍、山药、沙参、川贝母、甘草润肺滋阴益气；大力子、葶苈子、百部泻火杀虫，再配合丹参、陈皮化瘀活血，止痛理气。

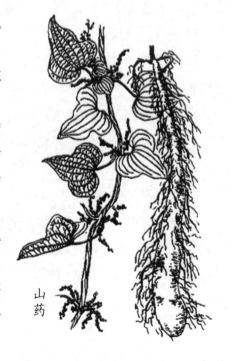
山药

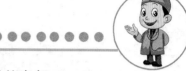

诸药配伍祛邪扶正，抗痨杀虫，有利于肺结核患者的康复。

【验案】陶某，男，33 岁。患者有浸润型肺结核病史 3 年。现胸痛、胸闷、咳嗽、消瘦、身体乏力、咯血。经医院胸部 X 线片检查，已转为慢性纤维空洞型肺结核。遂用上方治疗。2 个疗程后，拍片复查：空洞闭合，病灶吸收。继服 4 个疗程告愈。随访 5 年未复发。

生津止渴散（李今庸方）

【组成】玉竹 18g，天泡果 38g，岩豇豆 18g，岩蜈蚣 13g。

【用法】水煎服，每日 1 剂，每日 5 次。疗程 1.5～3 个月，疗程视病情而定，1 个半月即可复查胸片。若胸片示肺浸润病灶完全吸收，则可再服药 1 周以巩固治疗；若肺部病灶未见吸收或不全吸收则坚持服药至 3 个月，3 个月未愈者可改服其他药。

【功效】解毒清热，滋阴润肺。适用于肺结核。

【方解】生津止渴散中，天泡果（又名酸浆、红姑娘）性凉味苦，入药用全草，解毒清热，利尿除湿，止咳，用此单味药煎水服治痨伤咳嗽；玉竹（又名黄脚鸡）性平味甘，入药用根，润肺养阴，止渴生津，中医研究其有抗结核作用；岩豇豆（又名吊石苣苔、岩泽兰）性平味辛微甘，入药用全草，驱风止咳，生肌止血，补虚软坚，民间用此治痨伤吐血咳嗽；岩蜈蚣（又名爬山猴、野海棠），性温味涩微酸，入药用根茎，活血祛瘀、杀虫消肿。

上述 4 药合用具有润肺滋阴、解毒抗杀痨虫之用，治疗结果显示：服用生津止渴散既能辅助西药治疗，缩短治疗周期，从而降低因服西药时间长而造成的肝肾损伤发生，又能在结核病患者对西药产生耐药性后进行有效的治疗。以上草药贵州省各地均产，值得推广运用。

【验案】丁某，男，54 岁，1991 年 5 月来医院就诊。患者因咳嗽、低热 1 周来诊，症见：胸痛，咳嗽，咳白痰，午后低热（体温 37.8℃左右），盗汗，手足心热，乏力，舌红苔白，脉滑数。胸部 X 线片示：右上肺浸润型肺结核（进展期），血沉 58mm/h，结核菌素试验 18mm×20mm，痰液涂菌（＋），曾在社区医院诊断为：肺结核，予利福平、异烟肼、乙胺丁醇、维生素等治疗，患者服药 8 天，症状无改变，自行停药后来我处就诊。

遂予生津止渴散内服，每日 1 剂，每日 5 次，每次 100ml。服药 7 剂后，患者低热盗汗好转，咳嗽、胸痛减轻。继服药至 40 剂后上述症状消失，复查胸片示：右上肺病灶完全吸收钙化，血沉 16mm/h，痰液涂菌（－）。为巩固治疗再服 10 剂，临床痊愈。追踪 8 年未见复发。

☯ 开胃行津汤（丁甘仁方）

【组成】半夏 24g，麦冬 168g，人参 9g，甘草 6g，粳米 9g，大枣 12 枚，沙参 18g，玉竹 11g，冬桑叶 13g，生扁豆 13g，天花粉 13g。

【用法】用水浸泡方药约 30 分钟，然后用大火煎药至沸腾，再以小火煎煮 30 分钟。温服，每日分 3 次服用。

【功效】止咳平喘，益气养阴。适用于肺结核咳嗽、痰中带血。

【方解】开胃行津汤中重用麦冬生津养阴，润燥滋液；人参生津益气，调营和阴；粳米益脾和胃，化生阴津；大枣益胃补气，养脾滋阴；半夏开胃行津，调畅气机，降肺胃逆气，制约滋补药壅滞气机；沙参、玉竹、麦冬、天花粉滋阴清热；扁豆益气健脾；桑叶透达郁热；甘草益气和中。

【加减】若痰白者，加茯苓、车前草、苍术、薏苡仁，以益气渗湿化痰；若痰黄者，加桑白皮、知母，以清热泻肺；若气虚者，加白术、黄芪、山药，以益气健脾；若盗汗甚者，加五味子、乌梅、牡蛎，以敛阴止汗等。

【验案】康某，男，34 岁，湖北人。患者 2 年前低热，盗汗，咳嗽，痰中带血，因治疗效果不明显，经结核菌素及胸部 X 线检查，确诊为肺结核，长期服用抗结核类西药，自觉症状改善不明显，欲再服用中药。刻诊：盗汗，咳嗽，时有痰中带血，倦怠嗜卧，气短声低，头晕目眩，五心烦热，舌红少苔，脉细弱。辨为气阴不足证。治以养阴益气，止咳平喘。用麦冬汤与沙参麦冬汤合方加味：麦冬 16g，姜半夏 24g，红参 9g，炙甘草 6g，粳米 9g，大枣 12 枚，沙参 18g，玉竹 11g，桑叶 13g，生扁豆 13g，天花粉 13g，五味子 13g，乌梅 11g，牡蛎 24g。6 剂，水煎服，每日 1 剂。第二诊：低热，咳嗽减轻，复以前方 10 剂。第三诊：头晕目眩、五心烦热基本解除，又以前方 10 剂。第四诊：诸症悉除，又以前方变汤剂为散剂，每次 6g，每日 3 次，继续配合西药治疗，症状得到有效控制。之后 1 年复查，肺结核痊愈。

【按语】此病例根据患者咳嗽、痰中带血辨为肺热；再根据患者气短声低、嗜卧辨为气虚；因五心烦热、舌红少苔辨为阴虚，以此辨为气阴不足证。方以麦冬汤滋阴清肺，补益肺气；以沙参麦冬汤既清热滋阴，还助麦冬汤生津益气，加五味子、乌梅敛肺滋阴，牡蛎敛阴固涩止汗。诸方用力，疗效显著。

☯ 止咳化痰汤（罗天益方）

【组成】大麦冬 9g，南、北沙参各 11g，川百合 9g，川贝母粉（分吞）3g，炒白芍 9g，炙紫苏子 9g，五味子 5g，冬瓜子 11g，坎炁 2 条，冬虫夏草 5g。

【用法】每日 1 剂，水煎服，每日分 3 次服。

【功效】止咳化痰，肃肺纳肾。适用于肺结核。

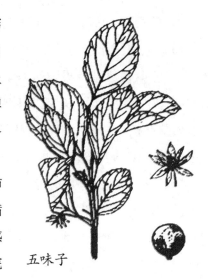
五味子

【方解】方中麦冬、百合清热泻火生津；南、北沙参益气养阴；白芍、冬瓜子利水渗湿；川贝母宣肺止咳，活血通络；五味子、紫苏子健脾利湿，养阴固肾；坎炁活血化瘀；冬虫夏草固肾健脾。

【验案】张某，男，63 岁。有肺结核、轻度肺气肿病史，十余年来病情已被控制。1976 年 4 月因肺部感染，伴有胸腔积液而住上海人民医院治疗。诊断为：间质性肺炎、进行性肺纤维化症、并发真菌感染。经多种中西药治疗，疗效不佳，形体日见消瘦，自动要求出院，回家调养。

1977 年 3 月 20 日来医院就诊：患者已经卧床不起，主诉咳嗽严重，甚则咳而遗尿，咳痰色白质黏，痰带有咸味。培养有白色念珠菌生长。气短难续，胸闷如有重物压迫，不能平卧，口干，饮食不振，食量减少。面足水肿，小便正常，大便时溏。舌红少津，脉细而数。病属肺痨，肺肾两伤，阴虚火旺，炼津为痰，肃降无权，肾不纳气。治当肃肺纳肾，止咳化痰。用上方治疗。

4 月 3 日第二诊：经用肃肺纳气，止咳化痰之剂，药入尚能安受，但动则气短，脉细数，舌黯红，有时有低热，已有津润。肺肾俱虚，津液为痰，久虚之体，容徐图之。大熟地黄 11g，南、北沙参各 11g，海蛤粉 11g，白杏仁 9g，川贝母粉（分吞）3g，杭白芍 9g，川百合 9g，冬虫夏草 5g，坎炁 2 条。

5 月 12 日第三诊：最近 10 天来咳喘复甚，痰多白沫而黏，面肢水肿，脉细数，舌红苔薄腻，食欲不香，大便溏薄。肾虚水泛为痰，土不生金，仍从本治。原方加肥玉竹 16g，制黄精 16g。另服：红参

呼吸系统病 传承老药方

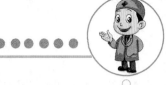

粉 0.6g，蛤蚧粉 0.6g，每日 2 次。

5 月 22 日第四诊：药后咳喘较平，痰亦减少，胸闷气促亦有改善，痰培养有时有白色念珠菌。虚损久病，原方加冬瓜子 11g 再进。

6 月 5 日第五诊：经治以来，症状已有好转，已能下床持杖行走，咳喘减轻，痰亦减少，面足水肿亦有减退，但易招外感。舌红起纹，脉濡数。肺脾肾三脏俱亏，仍从本治。大熟地黄 11g，怀山药 9g，潞党参 16g，白杏仁 9g，法半夏 9g，川贝母粉（吞）2g，海蛤粉 11g，制黄精 9g，冬虫夏草 9g，炙甘草 3g，云茯苓 9g。

7 月 10 日第七诊：肺肾久亏之体，咳喘复作，动则喘甚，大便日行 2 或 3 次，脉濡细，舌红苔少。治再肃肺纳肾，培土生金。原方加法半夏，加五味子 5g，玉竹 9g，白芍 9g。另用莲子，每晚 30 粒，去皮心，加冰糖煎服。

8 月 19 日第八诊：入夏以来，天气炎热，痰多不易咳出，气怯懒言，食量减少，大便不爽，午后有低热，脉细数，舌质红起纹。肺肾久亏，气不化津，津凝为痰，转当清肃肺气，以化痰热。天冬 9g，南沙参 11g，麦冬 9g，海蛤粉 11g，大白芍 9g，白杏仁 9g，川贝母粉（吞）2g，生薏苡仁 16g，炙紫苏子 9g，鱼腥草 28g。

11 月 25 日第九诊：咳喘自治疗以来，症情尚稳定，低热已退，饮食不香。近因气候寒冷，咳喘加重，痰多色白如沫，气喘怕冷。脉细滑，舌红苔薄黄。肺脾肾三脏俱虚，气失摄纳，以致饮邪内停，饮为阴邪，当参以温药和之。炒白术 9g，潞党参 16g，川桂枝 3g，云茯苓 9g，炙甘草 3g，白杏仁 9g，法半夏 9g，炙桑白皮 9g，五味子 5g，坎𤆡 2 条。

1978 年 10 月 17 日第十诊：咳喘减轻，黏白痰亦少。唯精神疲乏，气短，腰脊酸痛。脉细数，舌质红，苔薄黄。肺肾两伤，金水不能相生，肺失通调，津凝为痰，随肺气上逆而咳出，再以养阴润肺，止咳化痰治之。潞党参 16g，南、北沙参各 9g，大麦冬 9g，白

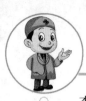

杏仁 9g，川百合 9g，生诃子肉 9g，五味子 5g，制黄精 16g，炙甘草 3g，川贝母粉（分吞）2g。

11 月 5 日第十一诊：上药尚合病机，黏白痰已少，咳喘亦明显减轻，饮食增加，精神仍疲乏，两足轻度水肿，腰酸。病机如前，原方再进。

1979 年 2 月 10 日第十二诊：久咳痰喘，入冬更甚，不能起床活动，否则大咳大喘，痰多呈白沫而黏，咳则汗出，饮食不香，脉细数小滑，舌红无苔有裂纹。4 个月来痰培养未发现白色念珠菌生长，证属肺脾肾三脏不足，气不布津，痰饮内停，肺津清肃之令不行。仍当肃肺纳肾，运脾化湿。大熟地黄 11g，潞党参 16g，海蛤粉 11g，五味子 5g，法半夏 9g，山茱萸 9g，白杏仁 9g，怀山药 11g，川贝母粉（吞）2g，金匮肾气丸（分吞）9g。

3 月 12 日第十三诊：服药以后，咳嗽减轻，喘促亦平，腰痛亦明显好转。舌红无苔，脉细数，时当春令，肺被火刑。拟清金肃肺化痰。南、北沙参各 11g，天冬 9g，麦冬 9g，白杏仁 9g，瓜蒌皮 11g，炒知母 9g，天花粉 11g，地骨皮 9g，五味子 5g，大白芍 9g，嫩白薇 9g，川贝母粉（分吞）2g。

【按语】本病例肺痨，咳融日久，肺气亏虚，肺阴受损，以至清肃之令不行，通调失职，水津输布失度，饮停肺胃，津液聚而为痰，而为涎沫，浸肺作咳，喘促不已，笔者根据虚则补其母之意，采用益肺健脾，即培土生金之法。用白术、潞党参、茯苓、甘草、大枣等养胃健脾，使脾胃生化转旺，而肺得其养，配用黄精、麦冬、百合滋肺养阴，并清虚火，半夏化痰下气，与大量清润之药配伍，则不嫌其燥。另用金匮肾气丸以固本益肾。此外，患者自购人参、蛤蚧、胎盘粉等研匀吞服，还配合银耳、百合、莲子等食饵疗法，以补肺益肾，从本治疗。喘甚之时，亦曾服用少量激素。体虚病重，经治疗 2 个月余，渐能起床活动，迄 1979 年 4 月，前后共诊 21 次，

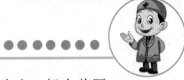

断续服药达 2 年之久。中医一直以扶正培本之法为主，标本兼顾，使患者症状改善，体质增强。其中有多次案药类同而从略，特此说明。

☯ 清肺治咳方（王肯堂方）

【组成】赤芍 9g，生甘草 3g，当归 9g，丹青 9g，天冬 9g，侧柏炭 9g，茜根草 9g，炒蒲黄（包）4.5g，藕节 5 枚。

【用法】每日 1 剂，水煎服，每日分 3 次服。

【功效】化瘀养血，止血滋阴。治疗肺结核。

【方解】方中赤芍药、当归化瘀活血；炒蒲黄配合丹青、天冬、侧柏炭清热祛湿；茜根草止血滋阴；生甘草、藕节理气生津；全方共奏化瘀活血、开窍祛湿之功效。

【验案】黄某，女，27 岁，理货员。1965 年因咳嗽日久不愈，做 X 线检查，发现右中肺结核空洞，二年来经抗结核药物治疗，空洞已关闭。1967 年 5 月 23 日来医院就诊：近几天来经常咳血，量少，血色粉红，有时呈咖啡色，有时为血丝，面萎少华，近日咳嗽不多，舌质淡青，苔腻，经临腰困，胃纳尚好。脉细，为阴血不足，络有宿瘀之象。治以化瘀养血，佐以止血之法。上方 15 剂。

6 月 7 日二诊：服药后咳血已减，续服前方 10 剂。近一周来咳血已止，再服原方 15 剂以巩固疗效。继服抗结核药直至痊愈。

☯ 生地黄抗痨方（白天彤方）

【组成】云茯苓 18g，白芍药 23g，生山药 11g，大生地黄 18g，芡实、玄参各 11g，川贝母 9g，沙苑子 11g，杏仁 9g，橘红 6g，藕节 28g，桑白皮、地骨皮各 9g，炙鳖甲 23g。

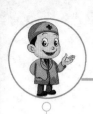

【用法】水煎2遍，取2大杯，早、晚各温服1杯。

【功效】清热滋阴，化痰健脾止血。用于肺痨。

【方解】方中云茯苓利水渗湿；杏仁、橘红、川贝母宣肺止咳，活血通络；大生地黄、生山药、藕节清热泻火生津；白芍药、沙苑子、玄参益气养阴，活血化瘀；桑白皮、芡实补中益气，养阴散寒；地骨皮、炙鳖甲固肾健脾。诸药伍用共奏疏肝解郁、行气活血、清热泻火之功效，用于治疗支气管哮喘等疗效显著。

【验案】李某，女，29岁，工人。患肺结核3年，多次治疗无效。现在症：心悸，盗汗，咳痰带血，动则喘促，咽喉干燥，午后潮热，颧红，面黄肌瘦，言语低怯，月经闭止已4个月，舌苔白，舌质深红，脉象细数。此乃痨虫袭肺，耗伤肺阴，阴虚阳亢而生热动血，久病及脾，肺脾同病而成本病。治则清热滋阴，化痰健脾止血，用生地黄抗痨方。连服20剂后，心悸、盗汗、咳嗽带血、动则喘促均减大半。午后潮热、颧红均退。原方加紫河车继续调治3个月。服药80余剂，体质逐渐增强，月经复潮，康复如昔，越1年，孕育1子。

【按语】中医认为治疗肺痨，控制发热便是第一要着。对此种发热，甚有卓识，笔者认为："余以为正常之热，在人体内，乃最宝贵之物，唯肺痨病者，阴血不足，不能含濡此热，使其潜静融合，以发挥其温暖人体之正当作用，反而浮游灼炼，不得其所，酿成亢旱干枯之病态。医者应设法令其归纳、中和，自然热退，故余主张必使此热收敛于气血之内，不可排除于人体之外，必使其热退回于气血之中，不可放散于皮肤之外"，此种观点何等剀切，宗此说，施其方，故获良效。

☯ 抗痨杀虫汤（刘再朋方）

【组成】天冬、麦冬各13g，南沙参16g，炙百部13g，炙紫菀

8g，桔梗 8g，肥玉竹 16g，茯苓 13g，生甘草 8g，地骨皮 13g，生牡蛎（先煎）28g，十大功劳叶 13g，母鸡 1 只（重 500g）。

【用法】取净身母鸡之肉，不放盐酒等，小火煮浓汁 5 杯，余药用水浸泡 30 分钟，文火煎煮 30 分钟，滤取药液，加水再煎 30 分钟，过滤，将 2 次药液混合成 2 杯（约 400ml）。每日上、下午各服中药 1 杯、鸡汁 1 杯。

【功效】抗痨杀虫，补虚培元。适用于空洞型肺结核。

【方解】方中南沙参、天冬、麦冬泻火养阴，宣肺祛痰；炙百部、炙紫菀抗痨杀虫；十大功劳叶清热化瘀；生牡蛎泻火清热；南沙参、茯苓健脾益气；地骨皮固肾培元；桔梗宣肺止咳化痰；甘草调和诸药。诸药合用扶正祛邪，抗痨杀虫。

【验案】黄某，女，39 岁，1981 年 2 月来医院就诊。患者咳嗽 1 年余，近 2 月来伴咯血，肋刺痛，午后潮热，盗汗，口干，舌绛少津，脉细数，消瘦。经 X 线摄片确诊为空洞型肺结核，痰液中找到抗酸杆菌，经抗痨治疗效果不佳。患者长年熬夜，劳累过度，肺阴不足，阴虚火旺，灼液成痰，痰热郁滞肺络，证属虚劳萎损，投以抗痨杀虫汤，连服 2 个月，咳嗽大减，咯血渐止，精神好转，经 X 线摄片检查空洞消失，至 1983 年复查，病灶钙化硬结。

【按语】空洞型肺结核是肺结核（肺痨）的一种类型，是由痨虫侵蚀肺叶，耗伤肺络、肺体而形成的肺叶空洞之病变。属肺阴不足，阴虚火旺之证。治痨宜培元补虚，增强正气，以增强抗病能力，抗痨杀虫乃针对病因治疗，以绝其根本。本方可续绝伤，补五脏，疗劳病，益气力。空洞型肺结核，形精俱亏，非血肉有情之品难以康复，故以鸡汁大补五脏为主药，以沙参、麦冬、天冬等益气养阴，祛火降痰，标本兼顾。现代药理研究也证明百部、桔梗、紫菀、玉竹、甘草、地骨皮、生牡蛎、十大功劳叶等具有不同程度的抗痨作用。故长期坚持服用本方，对于空洞型肺结核可获良效。如伴咯血者加茅针花、侧柏炭等凉血止血之品。服药期间应严忌烟、酒、辛辣及房事。遇有风寒表证，食积内停者，当先治新疾。

☯补虚培元汤（刘正隆方）

【组成】羚羊角（磨汁冲服，用山羊角代）1g，生石决明 16g，夏枯草 16g，郁金 13g，海蛤粉（包煎）11g，川贝母 13g，百部 11g，地骨皮 13g，矮地茶 11g，枇杷叶 13g，沙参 11g，甘草 3g。

【用法】水煎服，每日 1 剂，每日分 2 次服。

【功效】清火平肝，肃肺理痨。适用于肺痨，上灼肺金，肝火旺盛，清肃失常，咳嗽阵作，痰黏难出，心烦易怒，胸满胁痛，口苦咽干，舌红苔黄，脉弦数。

【方解】补虚培元汤中生石决明清肝降火；羚羊角（代）味苦咸性寒，清肺凉肝；夏枯草味辛苦性寒，宣泄肝经郁火；郁金味辛苦性寒，其气芳香，清肝之郁火，下气活血；川贝母、海蛤粉散结化痰；百部止咳润肺；地骨皮清肺泻火，退痨热；矮地茶止咳祛痰；沙参养阴补肺，祛痰宁嗽；枇杷叶清肺降气；甘草护胃，调和诸药。

【加减】脘满纳少者，加扁豆衣 11g，陈皮 4.5g，健脾进食；骨蒸痨热者，加生地黄 11g，十大功劳叶 6g，养阴退蒸；痰中带血者，加白茅根 16g，旱莲草 11g。

【验案】何某，男，49 岁，工人。1977 年 1 月 26 日来医院就诊。1971 年发现患右侧浸润型肺结核，长期"抗痨"治疗仍然时常咯血，始终不愈。诊时：咳嗽少痰，轻则痰中带血，甚则大口咯血，血色或为鲜红，或为紫黯，右胸隐痛，胸闷气促，口燥咽干，口渴喜饮，纳食减少，身体消瘦，两颧潮红，五心烦热，低热盗汗，神疲肢倦。舌红少苔津少，脉细数，右脉尤甚。某医予"百合固金汤"不效。此乃肺痨重症，病久阴亏火旺，灼伤肺络，宜滋阴清肺，降

火止血，拟上方 15 剂；服后咯血全止，但阴亏未复，本方化裁 15
剂后，以参苓白术散、归芪异功散、生脉散善后，身体康复，诸症
尽除。

【按语】肺结核是由结核杆菌而引起的一种传染病。临床上分
为：原发型肺结核、血行播散型肺结核、浸润型肺结核、慢性纤维
空洞型肺结核、结核性胸膜炎 5 个类型。属于中医"肺痨"范畴。
多因患者身体虚弱，抗病力弱，外感"痨虫"而致病。其病变部位
主要在肺，但在发展过程中可以涉及脾、肾等脏。由于"痨虫"伤
肺，肺阴不足，肺失滋润，故出现干咳、咽燥等症；肺虚则耗夺肾
中所藏之真阴，以致肺肾同病，阴虚火旺，出现潮热、心烦等症；
热灼肺络，则痰中带血或咯血。如肺病及脾，以致肺脾同病，气阴
两虚，则出现气短、乏力、食少、便溏等症。故治以滋阴润肺益气、
清肺泻火杀虫。

☯ 清热止血散（崔爱军方）

【组成】白及 28g，煅花蕊石 38g，三七 18g，川贝母 18g，血余
炭 18g。

【用法】将药研为细末，过筛，每服 6～8g，用矮地茶 11g、白
茅根 16g、鲜侧柏叶 16g，煎水冲服，每日 3 次，病重者一昼夜可服
5 次。

【功效】止血清热。适用于肺痨，熏灼肺络，火邪旺盛，或咳嗽
太甚，震破血络，咳血、咯血，色鲜红，间夹泡沫，舌红苔黄，心
烦口渴，脉滑数。

【方解】清热止血散中花蕊石味酸涩性平，止血收敛，且可化
瘀；白及苦辛涩凉，止血清热，又可益肺；血余炭止血收涩，且可
养阴；三七为止血良药，而无留瘀之弊；川贝母止咳清润；矮地茶

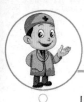
止血镇咳；白茅根、生柏叶止血清热。

【加减】阴虚火旺，舌红无苔者，加玄参、麦冬各 11g 养阴；血热盛，舌红绛者，加生地黄炭 11g，牡丹皮炭 13g，凉血止血；肝火灼肺，口苦，脉弦数者，加郁金 13g，夏枯草 16g，清宣肝火。

【验案】刘某，男，35 岁，1986 年 4 月 25 日初诊，患者素体虚弱，近 3 月余。体虚肢乏，头晕咳嗽，胸闷气短，午后低热 37.3℃，夜间盗汗，形体瘦弱，双颊红晕，有时痰中带血，有时呈咖啡色。脉沉细而数，舌质淡青，少苔乏津，胸部 X 线片诊为左上肺浸润型结核。投予上方。5 剂症状好转，唯血痰仍存，遂加白及、三七粉，继服 5 剂。药后血止，余症大减，随症加减连服 30 余剂，诸症悉除，胸片复查，左上肺阴影边缘清晰，诊为肺结核吸收好转期。

【按语】对咳血之症，由于肺热引起者，一般用清肺治咳，凉血止血之剂，可以见效。但若有宿瘀者，往往缠绵难愈。本例舌质淡青，咳血有时呈咖啡色，为宿瘀停留之症。瘀血不去则新血不能归经，故用活血化瘀为主，滋阴止血为佐。病情较重者，可以扩大其剂，选用大黄、花蕊石等祛瘀止血之品。

☯ 滋阴补阳汤（郭维维方）

【组成】黄芪 11g，人参 5g，白术 13g，怀山药 16g，麦冬 13g，生地黄 11g，五味子 8g，当归 11g，山茱萸 13g，丹参 13g，远志 13g，煨肉蔻 13g。

【用法】每日 1 剂，水煎服，每日分 3 次服。

【功效】补阳滋阴，益气清热。适用于肺结核。

【方解】滋阴补阳汤以黄芪、人参、白术、怀山药补肺脾之气，培土生金；当归、五味子、山茱萸、丹参、煨肉蔻补肾气，益水之

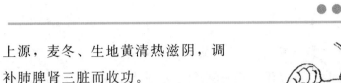

上源，麦冬、生地黄清热滋阴，调补肺脾肾三脏而收功。

【验案】郑某，女性，77 岁，湖北人。3 个月前，胸片提示肺结核，经抗结核非正规治疗，患者病情进一步加重。现咳逆喘息少气，咳痰色白有沫，午后潮热，自汗盗汗，声低语怯，身体消瘦，面浮肢肿，肢冷，心慌唇紫，五更泄泻，大小便少，纳食不进，卧床不起近

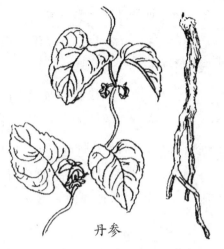

丹参

2 个月。舌质光淡隐紫，少津，脉虚大无力。查体：神清，抬入病房，消瘦二度，两侧胸廓对称，呈桶状胸，两肺呼吸音粗，两下肺可闻及细湿啰音，腹软呈舟状腹，两下肢二度水肿；胸片提示：肺结核，右下肺并感染，痰检未找到抗酸杆菌，门诊拟肺结核合并感染收入住院。经正规抗痨治疗，加用中药补阳滋阴治疗，拟《医学心悟》滋阴补阳汤加减，即补虚以复其正气。

连服 15 剂，期间辅以西药补液及补充电解质、白蛋白、血浆等支持治疗。15 天后，纳食稍增，五更泄泻消失。再服药 15 天后，自汗盗汗明显好转，心慌唇紫、肢冷亦较前好转。上方随症加减连服 30 余剂后，患者精神可，纳食基本如常，已能下床散步，体重亦较前增加 3kg。胸片复查示肺结核感染已吸收，患者出院，一方面继续抗痨治疗，一方面服中药方调复正气。

☯ 祛邪补虚方（郑焕文方）

【组成】麦冬 16g，沙参 16g，玉竹 16g，百部 16g，白及 16g，川贝母 11g，杏仁 9g，白茅根 28g，阿胶珠 16g，银柴胡 11g，地骨

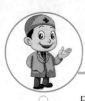

皮 16g，诃子 11g，蜜甘草 9g，三七粉（冲服）6g。

【用法】5 剂为 1 个疗程，每日 1 剂，水煎服，每日 2 次服，连服 1 个月。

【功效】补虚祛邪，益气滋阴。适用于血行播散型肺结核。

【方解】方中沙参、麦冬、玉竹滋阴补肺祛痰；百部止咳润肺，抗痨杀虫；白及生肌补肺；川贝母、杏仁宣肺止咳化痰；阿胶珠、白茅根、三七粉补血和络而止血；银柴胡、地骨皮退虚热、除蒸骨；诃子利肺开音；甘草调和诸药。诸药合用扶正祛邪，抗痨杀虫。

【验案】赵某，女，39 岁，工人，1974 年 10 月 15 日来医院就诊。患者：感冒后，干咳三月有余，胸部隐隐闷痛，咳声短促；咳少量黏痰，痰中带血，色鲜红，午后手足心发热，夜间有少量冷汗，口干咽燥，四肢无力，纳食不香，月经量少，遇劳心慌气短。诊见：体瘦，面色无华，颧红，声音嘶哑，苔薄质红，脉细数。辨证为肺痨之肺阴亏损证，属血行播散型肺结核。治以补虚祛邪为法，予祛邪补虚方，7 剂。

患者药后复诊，诸症缓解，唯胸闷、乏力、月经量少并色淡，苔薄白，舌质红、脉细有力。虽正气渐复，但阴虚之象仍存。续守上方，去白茅根、诃子、三七粉，加黄芪 28g、黄连 13g、大枣 16g、党参 16g，7 剂，每日 1 剂水煎服，连服 3 个月。药后未见症状复发，至今健在。

【按语】肺结核属中医的肺痨范畴，是由正气虚弱，感染"痨虫"所致。其本质属阴虚肺热，治疗上采用补肺以复其真元，杀虫祛邪以绝根本。故方中用沙参、麦冬、玉竹以补肺滋阴；百部止咳润肺、抗痨杀虫；白及生肌补肺，合川贝母、杏仁润肺止咳化痰；阿胶珠、白茅根、三七粉补血和络而止血；佐以银柴胡、地骨皮以退虚热、除骨蒸；配诃子以利肺开音。守方用黄芪、党参养血益气；黄连、大枣清热宽中。诸药合用其效扶正达邪，抗痨杀虫。

第十三章
肺源性心脏病

      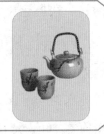

☯ 温肾纳气汤（乔华方）

【组成】丹参 18g，黄芪 24g，补骨脂 11g，熟地黄 11g，茯苓 11g，沉香 6g。

【用法】水煎服，每日 1 剂，每日 2 次，早、晚温服。

【功效】宣肺纳气，祛瘀化痰。适用于慢性肺源性心脏病急性发作期，证属肺肾不足、痰瘀互阻者。

【方解】温肾纳气汤方中黄芪归脾入肺经，善益肺气；沉香"有降气之功，无破气之害"，既能纳气温肾，又能降气止喘，与补骨脂、熟地黄相伍，用治肾不纳气之虚喘证；茯苓善利泄水湿，使湿无所聚，痰无由生，为利水消肿之要药；丹参"虽有参名，但补血之力不足，活血之力有余，为调理

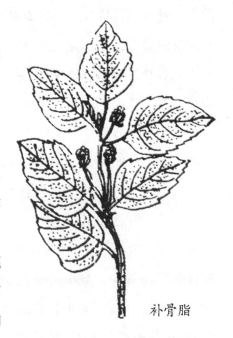

补骨脂

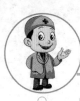
血分之要药"，功善通行血脉，活血祛瘀。上六味相合，则共奏益肺纳气、祛瘀化痰之功。

【加减】兼有阴虚加生地黄 13g，麦冬 16g；兼有便溏、胃脘不舒加白术 16g，陈皮 13g；兼有胸闷加杏仁 11g，瓜蒌 18g；气虚甚者加人参 9g；痰多加橘红 11g，地龙 11g，浙贝母 11g；水肿严重加车前子 16g，薏苡仁 16g；发绀严重加川芎 13g，当归 11g。

【验案】杨某，女，68 岁，退休工人。2007 年 11 月 10 日来医院就诊。主诉：胸闷心慌，下肢水肿，呼吸困难。查体：体温 37.1℃，脉搏 110 次/分钟，呼吸 25 次/分钟，血压 140/95mmHg，神清，精神差，发育正常，口唇发绀，半卧体位。桶状胸，呼吸急促，双肺叩诊过清音，听诊双肺呼吸音粗，偶可闻及喘鸣，双肺底可闻及湿啰音。心前区无隆起，心率 110 次/分钟，心音钝，心律齐，心音较遥远，心脏各瓣膜听诊区未闻及病理性杂音。心电图示：窦性心律，心率 120 次/分钟，心电轴为＋80°，ST－T 异常改变。西医诊断：①肺源性心脏病急性发作——心功能Ⅲ级；②慢性阻塞性肺气肿。用舒张支气管、抗感染、强心利尿等治疗，效果不明显，遂要求中医治疗。刻下症：精神疲惫，呼吸浅短，倚息不能平卧，动则为甚，下肢水肿，咳嗽咳少量白痰，舌淡紫，苔薄腻，脉虚数。中医辨证：肺肾亏虚、水瘀互阻。治则益肺纳肾，利水化瘀。方选温肾纳气汤加味。处方：黄芪 24g，补骨脂 11g，当归 11g，茯苓 11g，车前子 11g，益母草 11g，杜仲 13g，杏仁 13g，白术 13g，神曲 13g，沉香 6g。3 剂。水煎服，日服 1 剂，早、晚分服。服后精神好转。为加强益肺纳肾之力，加人参 9g。再服 10 剂，症状明显好转，睡眠尚能平卧，下肢水肿减轻。加减出入再服 30 余剂，病情稳定，且能做一般家务。

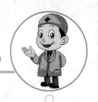

☯ 益气活血汤加减（杨秀明方）

【组成】鱼腥草 28g，茯苓 28g，了哥王 28g，桂枝 9g，白术 6g，紫苏子 9g，福寿草 9g，桔梗 9g，射干 9g，代赭石 11g。

【用法】水煎服，每日 1 剂，每日 2 次，早、晚温服。

【功效】活血化瘀，祛痰清热。适用于慢性肺源性心脏病证属寒热错杂者。症见：咳喘，心悸，不能平卧，咳黄或白黏痰，水肿。

【方解】方中鱼腥草、紫苏子、射干清热化痰，疏肝解郁；茯苓行气解郁，平喘利湿；了哥王、福寿草疏肝理气，清热祛湿；桂枝、白术理气生津，宣肺止咳；桔梗补肺化痰；代赭石清热活血，其疏肝解郁之功更显著。诸药伍用共奏疏肝解郁、行气活血、清热利湿之功效，用于治疗肺源性心脏病等疗效显著。

【验案】张某某，男，68 岁，退休人员，2005 年 9 月 5 日来医院就诊。患者有咳喘病史 20 年，加重伴咳痰，心悸，不能平卧，下肢水肿 15 天。查体：体温 36.9℃，血压 120/76mmHg。端坐呼吸，不能平卧，口唇发绀，下肢水肿，颈静脉怒张，两肺满布湿啰音，语颤增强，肝大肋下 2.5cm，心律齐，心率 99 次/分钟，三尖瓣听诊区可闻及收缩期杂音，杵状指，双下肢凹陷性水肿。舌质黯，苔白腻，脉沉滑。查血常规：白细胞计数 $12.3×10^9$/L，中性粒细胞 69%，淋巴细胞 24%。西医诊断：慢性支气管炎，肺心病，肺气肿，心力衰竭二度。患者为老年男性，既往有慢性支气管炎病史 20 余年。素体脾肾不足，正气不足，复感外邪。本次发病后虽曾应用大量抗生素及清热化痰药，但未顾及正虚一面，故无显效。目前辨证属正虚邪实、寒热错杂之证。治则化痰清热，利水温阳，益气活血。

药用：茯苓、鱼腥草、了哥王各 28g，桂枝、桔梗、当归、福寿草各 9g，白术 11g，丹参、黄芪各 16g。水煎服，每日 1 剂。

第二诊：服上方 10 剂后，咳喘明显减轻，可半卧位，体温正常，但仍心悸，咳黏痰，两肺仍有湿啰音，大便不爽。上方加葶苈子 16g，代赭石 11g，杏仁、熟军各 9g。

第三诊：又服 10 剂后，咳喘平，能平卧，心悸、水肿减轻，但神疲乏力，动则气短而喘，纳呆，舌淡，苔白，脉沉缓。证属缓解期脾肾气虚型。治以补肾健脾、活血益气为法。药用：党参、黄芪、丹参各 16g，茯苓 13g，白术 11g，陈皮、五味子、补骨脂、红花、当归各 9g，炙甘草 6g。服上方 20 剂后，诸症悉除。

【按语】慢性肺心病主要为老年患者，由于长期的咳喘，肺失宣降，瘀阻气闭，导致肺肾不足，气虚则血行不畅，心血瘀阻发为本病。其病在肺，制在脾，关乎心，本在肾。肺心病病机要点为本虚标实，临证时既要清热宣肺，利湿化痰，活血理气，又要注意补肺益肾，养心健脾。一般在急性期以祛邪为主，兼以扶正，缓解期以扶正为主，兼以祛邪。但根据气病及血、肺病及心的原理，无论何期，活血化瘀、宣降肺气是贯穿始终的，无论何型，加入化瘀活血药均可增强其疗效。另外在痰浊较盛时则应注意化痰健脾，痰浊闭窍时则应化痰开窍。由于肺心病在心肺功能衰竭时可出现肺水肿、下肢水肿，故宣肺利水必不可少，杨教授尤其善用葶苈子利水降肺，减少肺血容量，降低肺动脉压，减轻心脏负荷。

☯ 通达阳气方（宁贵杰方）

【组成】制附片 6g，炙麻黄 5g，淡干姜 5g，葶苈子 16g，苏木

13g，炒紫苏子 13g，木防己 11g，生黄芪 18g，桃仁 13g，五加皮 13g，党参 35g，泽兰 13g，泽泻 16g。

【用法】水煎服，每日 1 剂，每日分 2 次服用，早、晚各 1 次。

【功效】补肾壮阳，祛痰化瘀。适用于慢性肺源性心脏病，证属痰瘀阻痹，肺肾阳虚。

【方解】通达阳气方中麻黄一药，既取其发太阳之汗，以解表散寒邪，更重要的在于与温少阴之里寒、补命门之真阳，

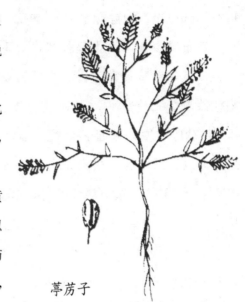

葶苈子

与附子相配以发越凝寒，通阳达气，改善患者"缺氧"状态；苏木、桃仁、泽兰、五加皮、木防己、泽泻化瘀活血，消肿利水；苏子、葶苈子降气涤痰平喘；党参、黄芪配苏木等活血益气，消肿利水。药理研究证明方中麻黄、附子、泽兰、苏木、五加皮、党参、黄芪均有不同程度增加心肌收缩力、强心利尿、抗缺氧等作用。

【验案】周某，男，89 岁，退休人员。患者反复咳痰、咳嗽、气喘 20 余年，5 天前加重门诊求治。曾在上海人民医院诊断为"慢性支气管炎、肺心病"，经中西医多种药物治疗仍难制止病情发展。本次因天寒受凉感冒而气喘、诱发咳嗽、胸闷加重，入住当地医院诊断为"慢性支气管炎合并感染，慢性肺源性心脏病合并心力衰竭二度，呼吸衰竭Ⅱ型"，用吸氧、强心、抗感染、利尿等对症处理，呼吸衰竭得以改善，但慢性肺源性心脏病合并心力衰竭二度的治疗效果不佳，转求中医治疗。刻诊：虽吸氧、强心仍喘咳不能平卧，

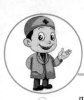

呼吸困难，精神委顿，语声低微，怕冷无汗，大便偏干，尿少色黄。

体检：体温 37.1℃，呼吸 30 次/分钟，脉搏 106 次/分钟，血压 112/70mmHg，颈静脉怒张，胸廓呈桶状，面色青紫，唇甲紫黑，双肺满布湿啰音，手指呈杵状，双下肢水肿，按之凹陷如泥，舌苔中部黄腻，舌质紫黯，舌下青筋显露，脉细滑无力。血常规：白细胞计数 $6.2×10^9$/L。动脉血气分析：氧分压 29.8kPa，二氧化碳分压 37.2kPa。中医辨证：痰瘀阻肺，气不化水，水饮凌心，肺心同病。治以温阳化饮，祛瘀涤痰，活血益气。处方：蜜炙麻黄 5g；制附片 6g，淡干姜 5g，葶苈子 16g，苏木 13g，炒紫苏子 13g，木防己 11g，生黄芪 18g，桃仁 13g，五加皮 13g，潞党参 16g，泽兰 13g，泽泻 16g，万年青叶 1 片，绿茶一小撮。病重投药，不宜日久，暂予 3 剂，每日 1 剂，分 2 或 3 次煎服。另嘱观察病情变化，必要时住院治疗。服药 5 日后复诊，症状明显好转，精神状态改善，面色、口唇、爪甲发绀减轻，语声稍有力，尿量增多（1500ml/d），但仍咳嗽少痰，胸闷气急，畏寒怕冷，大便正常，质软，两肺湿啰音较前局限，双下肢踝部轻度水肿，舌苔中浮黄薄腻，舌质紫黯转为黯红，脉细。药已中的，效不更法，继守原意。原方改熟附子片 13g，木防己 16g，生黄芪 23g，加石菖蒲 13g，法夏 13g，以增强全方化痰作用。继服 8 剂后，症状改善显著，面部紫黑转黄，口唇爪甲发绀消退，稍有胸闷，喘息不著，食纳知味，大便正常，小便量多。体检：肺部闻及散在细小水泡音，余无特殊，舌苔薄腻，舌质紫，脉细。血常规白细胞计数 $4.5×10^9$/L。动脉血气分析：氧分压 31.6kPa，二氧化碳分压 34.2kPa。因药证相合，故收效甚佳，然此病由来已久，未易速效，还当治守原法，随症调整方药，继续服用。

【按语】中医认为阳虚气弱、痰瘀阻肺是肺心病的主要病理基

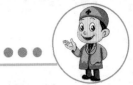

础，急性发作期以肺肾阳虚为本，水气凌心、痰瘀阻肺、心脉瘀阻为标。因此，急性期治疗当以化饮温阳、化瘀涤痰、活血益气为基本大法。

补肺健脾汤加减（陈双全方）

【组成】制半夏、紫苏子、前胡、苍术、茯苓、莱菔子、葶苈子、杏仁各 13g，陈皮 6g，平地木 16g。

【用法】每日 1 剂，水煎服，每日分 2 次服。

【功效】补肺健脾，化痰降气。适用于肺源性心脏病。

【方解】方中半夏、紫苏子滋阴补肺祛痰；前胡、葶苈子止咳润肺；平地木、苍术生肌补肺，健脾利湿；杏仁、陈皮宣肺止咳，理气化痰；茯苓行气解郁，平喘利湿；莱菔子宣肺行气。诸药合用扶正祛邪，化痰健脾。

【验案】汪某，女，65 岁，1993 年 1 月 6 日来医院就诊。原有慢性支气管炎、肺心病病史 8 年，反复发作。近几天来，胸满闷胀、咳嗽气喘又作，痰多色白黏腻，纳谷欠佳，二便正常，舌淡、苔白腻，脉细滑。证属痰浊壅肺。治拟降气化痰。给予上方加减。

1 月 14 日二诊：患者服药后咳嗽胸满闷胀减轻，咳痰减少，但觉脘痞纳少，怕风易汗，短气喘息，此乃痰浊渐去，肺虚脾弱之象显露。原方去莱菔子、平地木、葶苈子等祛痰之品，加黄芪、党参、白术各 13g，以健脾补肺，又服 7 剂，自觉诸症均减，续服 10 剂以图巩固。

【按语】中医认为肺心病患者往往病史较长，病程缠绵，多为本虚标实之证。该患者初起以痰浊壅肺为主，故以降气化痰治标实，

肺源性心脏病

待痰浊渐去，肺虚脾弱之象显露，则以健脾补肺，佐以化痰以治本虚为主，脾运健旺，使肺充表固，邪无入侵之处，痰无生化之源，药证相合，故收良效。

☯ 化瘀清肺救心汤（李桂文方）

【组成】沙参 13g，红参 9g，丹参 16g，桃仁 13g，当归 9g，降香 9g，紫苏子 13g，全瓜蒌 13g，茯苓 18g，紫河车（冲服）6g。

【用法】每日 1 剂。头煎加水 500ml，开后再小火煎 30 分钟，取第一汁 150ml，二煎加水 300ml，开后再小火煎 20 分钟，取第二汁 100ml，两煎药汁混合，分 2 次口服。西药采用强心（小剂量毛花苷 C 0.2mg 加入 10％葡萄糖注射液静脉注射，必要时可重复）、利尿、抗感染、低盐饮食、扩张血管（酚妥拉明 10mg 加入 10％葡萄糖注射液 200ml 静脉滴注，每分钟 20 滴左右），以及必要的化痰等常规治疗。

【功效】通气化瘀，利湿健脾。适用于肺源性心脏病。

【方解】以化瘀活血药为主，方中以红参补心益气；丹参、当归、桃仁为祛瘀活血之品；全瓜蒌、降香、紫苏子化痰利膈降气，痰瘀同治；沙参润肺，紫河车补肾，茯苓利湿健脾，杜绝生痰之源。全方具有扶正祛邪、解毒清热、通利血脉、调理气机之作用。

【加减】痰浊壅盛者加半夏、厚朴；若痰浊蕴久发热，加黄芩、鱼腥草；气虚甚者加黄芪、党参；阴虚加生地黄、天冬、麦冬；气滞者加枳壳、陈皮。

☯ 清宣肺金汤（张其善方）

【组成】麻黄 3g，生石膏 11g，甘草 9g，云茯苓 11g，白术 9g，杭白芍 9g，附子 6g，生姜 9g，大枣 5 枚，车前子 16g，白茅根 28g，杏仁 9g。

【用法】每日 1 剂，水煎服，每日 3 次温服。

【功效】降气化痰，清宣肺金，温阳利湿。

【方解】方中麻黄、生石膏清热化痰，疏肝解郁；云茯苓行气解郁，平喘利湿；车前子、白茅根清热利湿；白术、白芍、附子疏肝理气，清热祛湿；杏仁、大枣、生姜

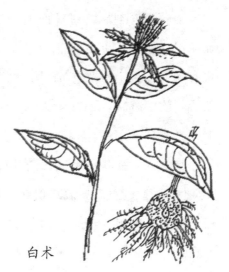

白术

理气暖中，宣肺止咳；甘草调和诸药，其疏肝解郁之功更显著。诸药伍用共奏疏肝解郁、行气活血、清热利湿之功效，用于治疗肺源性心脏病等疗效显著。

【验案】赵某，男，51 岁。1964 年 7 月 15 日初诊。患者因水肿气短 2 年，1 周来加重而入院。患者于 1962 年 2 月受凉感冒后，开始咳嗽气短，下肢水肿，经治疗好转，但常感心悸，近来病情加重，心下痞满，动则心悸气短，下肢逐渐水肿，咳吐白痰，尿少，既往有 8 年慢性咳嗽史。体征：脉弦细数，苔白。患者颜面微肿，半卧位，呼吸较促，唇色发绀，颈静脉怒张，左心界稍扩大，两肺满布细湿啰音，肝右肋下可触及 2 指，剑突下 4 指，中等硬度，二尖瓣区可闻及Ⅱ级吹

风样收缩期杂音，腹部移动性浊音阳性，下肢高度水肿。胸部 X 线摄片：右心室段显示延长膨隆，两肺广泛性索状及斑片状模糊阴影。心电图为肺型 P 波。中医辨证：心肾阳虚，水饮内停，痰湿阻遏，肺气壅塞。治则清宣肺金，化痰降气，利湿温阳。方用清宣肺金汤加减。

厚朴 6g，麻黄 3g，半夏 9g，杏仁 9g，甘草 9g，沙参 18g，小麦 28g，茯苓 9g，细辛 3g，五味子 6g，生姜 4.5g。

上药服 5 剂后，尿量增加，每日达 1500～1900ml，下肢水肿明显减退。服 8 剂后，水肿不显，肝大回缩，咳嗽减轻，气喘亦减，仅有胸闷，故上方去车前子、白茅根、厚朴，加紫苏子 9g。再进 8 剂后，症状减轻，仍咳嗽未愈，乃肺气不宣所致，故改投宽胸理气清肺之法，方用厚朴麻黄汤加减。

服上方后症状已大减，两肺底有少许湿啰音，病情稳定。

【按语】该患者属表里俱病，本虚标实，表有痰饮郁肺，肺气不宣，内有心肾阳虚，水饮内停。心肾阳虚为本，痰饮水湿为标，痰饮郁肺，肺气不宣故见不得平卧，咳嗽气短，面肿苔白等；心肾阳虚，水饮内停故见心悸尿少，下肢肿甚，唇色发绀，脉弦细等。治以化痰宣肺、利水温阳为法，清宣肺金汤宣肺发表，散水清热，加杏仁以助其宣肺之力，温阳化气利水，加车前子、白茅根以增其利水之功。故药后尿量大增，水肿锐减，但仍有胸闷、咳嗽，为痰饮壅肺，肺气失宣之故，改厚朴麻黄汤宽胸理气，化痰宣肺，因无明显郁热，故一诊方中去石膏，加沙参养肺，茯苓化痰。数剂之后，症状大减，病情稳定，已获良效。此等顽疾，若要痊愈，非数日之功，宜缓图之。

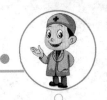

☯ 麻杏石甘汤加味（夏惠明方）

【组成】石膏 28g，炙麻黄紫 9g，炒杏仁 9g，瓜蒌皮 2g，紫菀 24g，车前子 18g，葶苈子 11g，紫苏子 11g，麦冬 16g，陈皮 11g，桔梗 9g，甘草 6g。

【用法】水煎服，每日 1 剂，每日分 2 次服，4 剂为 1 个疗程。

【功效】化痰逐饮，宣泻肺热。主治肺心病。

【方解】方中生石膏、麻黄清热化痰，疏肝解郁；车前子、紫苏子、葶苈子清热利湿；紫菀、麦冬疏肝理气，清热祛湿；杏仁、瓜蒌皮、桔梗理气暖中，宣肺止咳；陈皮理气生津；甘草调和诸药，其疏肝解郁之功更显著。诸药伍用共奏疏肝解郁、行气活血、清热利湿之功效，用于治疗肺源性心脏病等疗效显著。

【验案】夏某，女，47 岁。1980 年 5 月 20 日来医院就诊：患者咳喘、吐痰反复发作 10 年，加重伴双下肢水肿 2 年。患者于 10 年前，因产后受风寒出现咳喘、胸闷。此后受凉就会复发，1 年 2～6 次，用抗生素及氨茶碱等药，可以控制症状。近 3 年逐渐加重，发作频繁，甚则心悸，下肢水肿。1 个月前咳喘复作，住院后用上述西药治疗 20 余天，难以缓解，来邀会诊。此时患者张口抬肩，咳喘胸闷，面部虚浮，颧红，咳吐痰涎量多质稠色黄，小便量少。检查：神志清楚，唇发绀，下肢轻度浮肿，依床而息，夜不能眠，脉滑数，舌质黯红，苔黄腻。体温 37.8℃，脉搏 99 次/分钟，呼吸 25 次/分钟，血压 75/55mmHg。听诊：两肺布满湿啰音。X 线透视：慢性支气管炎、肺气肿并发肺心病。用上方治疗。

5 月 24 日复诊：服上方 3 剂后，小便增多，诸症有减，脉仍滑数，舌黯红。效不更方，继服3剂。

5月27日第三诊：服上方3剂，咳喘胸闷大减，已能平卧，咳痰量少质稀色淡白。睡眠尚可，小便清长，下肢、颜面肿全消，脉象和缓，自述病去八九。上方去车前子，加黄芪18g，茯苓18g，继服。

6月4日第四诊：服上方10剂，诸症悉除；体温36.5℃，心率78次/分钟，血压112/68mmHg，要求出院，嘱以人参蛤蚧散善后。

1981年春节电话告诉：坚持用药2个月，已9个多月未发作。

【按语】此病例患者素有咳喘，痰气交阻于肺，以致肺胀。又复感外邪，邪热壅肺，而成痰多而黄、咳喘胸闷、张口抬肩、颜面下肢水肿等气水不利、标实而急之象。急则治其标，首诊、二诊均以清热宣肺之麻杏石甘汤加化痰降气肃肺利水之品，重在治标祛邪。三诊时病情大减，故逐渐加用黄芪、茯苓治本扶正之品。四诊时邪实已去，正气尚虚，故以人参蛤蚧散善后。

滋养心肾汤（潘子毅方）

【组成】白芍9g，茯苓9g，生姜9g，白术6g，炙甘草6g，干姜5g，制附子5g，生附子5g，人参3g。

【用法】用水浸泡方药约30分钟，然后用大火煎药至沸腾，再以小火煎煮30分钟。温服，每日分3次服用。

【功效】利水消肿，温补阳气。

【方解】滋养心肾汤中生附子、制附子温壮阳气，使水有所主，化气行水；人参、白术，健脾利湿，使水有所制，并能生化气血，滋肾养心；干姜、生姜，温阳散寒，发汗宣散，助附子温阳散寒，是于主水之中以散水；茯苓淡渗益气，助白术健脾益气，是于制水

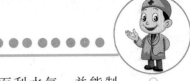

之中以利水；白芍既能敛阴和营，又能引药入阴而利水气，并能制约附子温燥之性，还能止痛缓急；甘草和中益气，气能化水。

【加减】若恶寒甚者，加肉桂、高良姜、吴茱萸，以温阳散寒；若心悸者，加五味子、麦冬，以敛阴止悸；若水肿甚者，加车前子、桃仁、牛膝、薏苡仁，以利水消肿；若气喘甚者，加蛤蚧、巴戟天、鹿茸，以补肾纳气降逆；若气短甚者，加黄芪、山药，以健脾益气等。

【验案】张某，男，59岁，河南人。患者有十余年风湿性心脏病，3年来又出现下肢水肿，偶有颜面水肿，病情反复发作。近5天来因咳喘肿明显而来中医科就治。刻诊：心悸，气喘，下肢水肿，痰稀色白，手足不温，小便不利，头晕目眩，舌质淡，动则喘甚，苔薄白腻，脉虚。辨为心肺水气证，治当温阳补气，消肿利水。用真武汤与四逆加人参汤合方加味：茯苓9g，白芍9g，生姜9g，白术6g，炙甘草6g，干姜5g，附子5g，生附子（可用生川乌代替）5g，红参3g，车前子16g，牛膝24g，薏苡仁16g。10剂，水煎服，每日1剂。第二诊：气喘，心悸好转，复以前方10剂。第三诊：手足转温，下肢水肿减轻，又以前方10剂。第四诊：动则喘甚明显减轻，又以前方治疗30剂，但前方变汤剂为散剂，每次6g，每日3次。巩固治疗半年。随访2年，一切尚好。

【按语】根据气喘、心悸辨为心肺气不足；再根据下肢水肿、痰稀色白，小便不利辨为水气内停；因手足不温、舌质黯淡、脉弱辨为阳气不足，以此辨为心肺水气证。方以四逆加人参汤散寒温阳，补肺益气，气化水气；以真武汤利水通阳，气化水津；加车前子、薏苡仁，渗利水湿，消水除肿；牛膝补肾益气，使水下行。

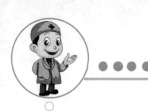

白芍平喘汤（路志正方）

【组成】代赭石、生龙骨、牡蛎粉、丹参、瓜蒌各 18g，人参、麦冬、五味子各 13g，川贝母 13g，桑白皮 16g，芡实、白芍各 18g，核桃仁、紫苏子、白芥子、莱菔子各 16g。

【用法】每日 1 剂，水煎取汁，分 2 次服，早、晚各 1 次。

【功效】益肾补肺，平喘纳气。适用于肺源性心脏病的心功能减退。

【方解】白芍平喘汤中人参、麦冬、五味子益气养阴升津，补虚扶正；核桃仁、代赭石、生龙骨、牡蛎粉下行镇逆，止咳敛肺，使气归于下；芡实、白芍敛阴益精，收心肾将脱之元气；瓜蒌、川贝母、

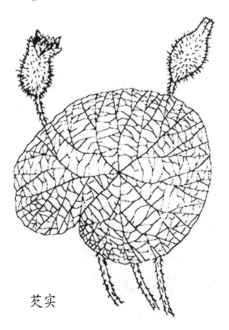

芡实

丹参、桑白皮止咳平喘宣肺，通络活血；紫苏子、白芥子、莱菔子降气止咳化痰。本方虚中求实，标本兼治，共奏补益肺肾、纳气止咳平喘之功，和西药配合应用，故对肺心病心力衰竭而致的喘逆气短、心悸神疲、额汗如珠等阴阳欲脱之证，有明显的疗效。

【验案】冯某，男，69 岁。2001 年 12 月 3 日初诊。有喘证病史 15 年，每遇寒冷或过敏即发。15 天前因感冒呼吸困难，咳喘频作，张口抬肩，动则尤甚，夜间分外加重，且时有盗汗，咳痰白黏，咳吐不爽，病情日益加重。近几天，动则心悸、额汗如珠，呼吸急促，

若气欲断，难以平卧，食少纳呆，小溲频数。望诊：形瘦神疲，呼吸困难，口唇发绀，桶状胸，舌质紫黯而润，少苔，舌下络脉紫黯；闻诊：呼吸急促，声低气怯，咳痰无力；切诊：脉细数，略兼滑象，腹部饱满，叩之呈鼓音，下肢凹陷性水肿。查体：体温 37.8℃、脉搏 125 次/分钟、呼吸 28 次/分钟、血压 105/55mmHg。双肺可闻及干、湿啰音，心率 125 次/分钟，律整，未闻及杂音，肝脏右肋下 2.5cm，质韧，触痛。查血：白细胞计数 $11.6×10^9$/L，中性粒细胞 80％，淋巴细胞 22％。胸透示双肺纹理增强、紊乱，透光度增强，肋间隙增宽，肺活动度减弱，心影呈滴状。西医诊断：慢性支气管炎并肺气肿；肺源性心脏病合并右侧心力衰竭，心功能Ⅲ级。中医辨证：喘证（虚喘，肺肾两虚，脾气虚弱型）。用上方治疗。同时用氨苄青霉素 3.0g，先锋Ⅵ 3.0g，各加入 0.9％氯化钠溶液和 5％葡萄糖液各 100ml 中静脉滴注，每日 2 次，6 天。并口服地高辛片 0.125mg，每日 1 次。

患者用药后情况良好，呼吸平和，夜卧安寐。查体，肝已回缩，下肢无水肿，脉略滑，唯咳嗽时作，咳吐白黏痰，再服用六君子汤合三子养亲汤加川贝母、桔梗、桑白皮，每日 1 剂，水煎取汁，分 2 次口服，同时停用西药。10 天后，患者喘停咳消无痰后出院。为防止复发，嘱其常服金匮肾气丸合补气丸以温肾补阳，益气固表。

通阳散水汤（郭太平方）

【组成】白术 9g，制附子片 16g，茯苓 11g，桂枝 9g，白芍药 9g，炙甘草 9g，生姜 9g。

【用法】先煎附片 1 小时，再与余药共浸泡 30 分钟，共煎 30 分

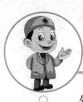
钟。每日 1 剂，将 2 次煎出的药液混合，日服 2 次。

【功效】化痰行水，温补脾肾。适用于肺源性心脏病。

【方解】方中白术、附子行气解郁，平喘利湿；茯苓行气解郁，平喘利湿；桂枝、白芍疏肝理气，清热祛湿；生姜理气暖中，宣肺止咳；甘草调和诸药，其疏肝解郁之功更显著。诸药用于治疗肺源性心脏病等疗效显著。

【加减】有精神神经症状者加石菖蒲 9g，远志 6～9g，胆南星 9g，磁石 28g（先煎）；烦躁不安者加黄连 4.5g；咳喘甚者加麻黄 6g，细辛 3g；痰多加紫苏子、白芥子各 9g；胸闷加瓜蒌 9g；尿少、水肿甚者加葶苈子 18g，泽泻 9g；食欲缺乏或苔腻者加半夏 9g，陈皮 5g；恶心呕吐者加干姜 4.5g。

【验案】陈某，女，69 岁，1978 年 1 月 12 日来医院就诊。患者咳嗽 10 多年，5 年来喘促，动则尤甚，近几天来受寒后喘咳加重，伴胸闷，心悸，尿少，下肢水肿。曾住院检查，诊断为：慢性支气管炎，肺气肿，肺心病。现症：动则喘促上气，神疲心悸，咳嗽，痰白而黏，小便少，足肿，大便溏薄，纳谷不香，不欲饮水，四肢及背部寒冷，舌苔白滑，质淡紫胖，脉沉细数。即以本方加减，服药 10 剂，症情缓解，又服 10 剂，诸症悉除。

【按语】慢性肺源性心脏病，临床表现以心悸、喘咳、肢肿、小便不利为主症，其病因为阳气衰微，痰浊恋肺，脾肾两虚，水气内停。上方以苓桂术甘汤合真武汤化裁而成，苓桂术甘汤温脾阳以化痰饮，附子大热可补肾壮阳，生姜散水通阳，芍药和里敛阴，使阳复而水消，则上述诸症自然蠲除。应用本方应掌握以下指征：喘咳痰白，肢冷足肿，心悸胸闷，舌胖苔腻，口不渴，脉象沉小无力。

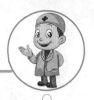

第十四章
阻塞性肺气肿

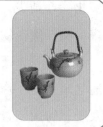

☯ 气阴双补汤（刘其聪方）

【组成】黄精 28g，南沙参 50g，紫苏子 28g，赤芍 28g，木蝴蝶 13g，地龙 11g，制南星 16g，葶苈子 16g，黄芩 28g，甘草 16g，沉香（为末，分 6 次冲服）6g，夜关门 28g。

【用法】每日 1 剂，水煎，每日 3 服。病势减轻继服 2 个月，增强体质，减少复发。禁忌：吸烟饮酒，辛辣食物。

【功效】扶正抗邪，宣肺益气。适用于阻塞性肺气肿，辨证属肺脾肾俱虚，痰热瘀滞，本虚标实证者。

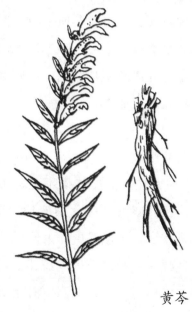

黄芩

【方解】气阴双补汤是刘其聪教授（全国第 1、第 2 批老中医药专家学术经验继承导师）治疗慢性阻塞性肺病（简称慢阻肺）的经验方。本方用南沙参补肺养阴，甘草祛痰益气，黄精一药，《本草从新》谓其入心、脾、肺、肾四经，具有气阴并补之功，三药合用，

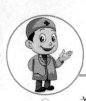

补其既虚之脏，使其本固则力可抗邪。紫苏子、制南星性味辛温，利湿化痰，地龙、葶苈子性味辛寒，泻肺通络，两组药一阴一阳，一缓一峻，使水饮得化，顽痰可蠲。痰浊蕴肺，易于化热，阻闭气道，故用黄芩、夜关门清肺泻热，防止化火刑金；木蝴蝶宽胸快膈，疏通气道壅闭。痰壅则气滞，气滞则血瘀，故用赤芍行瘀活血。母病及子，肺病则肾虚，肾虚则难纳气，故用沉香纳气归肾。全方补泻并施，清温并用，标本兼顾，共奏扶正以抗邪、祛邪以固本之效。

【加减】阳虚水泛而见面浮胫肿者，减甘草量，加茯苓、附片；心气欲脱者，加人参或生脉散，再加附片、龙骨；痰蒙清窍，神志恍惚者，加石菖蒲。病势减轻勿停药，只在方中去葶苈子，减苏子、地龙、黄芩、赤芍、甘草量之半，另加白术16g、女贞子13g。心悸气虚较甚者，南沙参加至100g，葶苈子加至28g；痰多咳嗽不爽者，制南星加至28g；长期应用激素的病例甘草可用至28g，酌减或停服激素，并逐渐减甘草量；痰瘀阻碍肺气，瘀滞心肺而见唇甲发绀者，加桃仁、五加皮。

【验案】金某，男，61岁，2003年2月14日来医院就诊。患者反复咳喘病史有10年，每年冬季均需住院治疗。此次受寒咳喘加重1个月，住院治疗效果不显。形体消瘦，胸膈窒闷，畏寒肢冷，咳嗽不已，咳大量白色黏液痰，咳则大汗淋漓，喘促气急不能平卧，不欲饮食，小便量少，大便干结，舌黯紫，苔白厚少津，脉沉细数。胸片提示：慢支炎继发感染、肺气肿。证属肺脾肾俱虚，痰热瘀互结，本虚标实，投气阴双补汤原方3剂。药后咳喘痰俱减，四肢转温，小便量增，大便润畅。继以气阴双补汤去葶苈，加神曲28g、白术16g，增强其助运健脾之力，续服10剂。病情明显好转，仅晨起咳嗽咳痰，动则短气乏力，舌黯淡，苔白厚，脉沉细弱。外邪已解，本虚显露，以气阴双补汤加白术、黄芪、淫羊藿、女贞子、神曲、陈皮，培补脾肾，杜其痰源。继服二月余，诸症俱平。

☯ 降气平喘汤（王文海方）

【组成】紫苏子 11g，沉香 8g，白芥子 8g，莱菔子 8g，五味子 11g，款冬花 11g，桔梗 11g，肉桂 3g，川贝母 11g，瓜蒌 11g，生黄芪 16g，甘草 6g。

【用法】水煎服，每日 1 剂，每日 2 次，早、晚服用。

【功效】止咳平喘，化痰祛瘀。适用于阻塞性肺气肿。症见气喘，咳嗽，咳痰，重则心悸、怔忡，气不接续，动辄气喘或张口抬肩，不能平卧。

【方解】降气平喘汤降肺气而兼纳肾气，降中有升来治疗肺气肿。方中沉香、肉桂性味皆辛温之品，质沉而降，具有降气纳气温肾之功，且能温肾散寒；紫苏子、白芥子、莱菔子为"三子养亲汤"，温化痰饮；款冬花、桔梗均为利咽止咳之品；五味子滋肾敛肺；川贝母、瓜蒌化痰清热；黄芪益气固表。全方具有平喘降气、纳气温肾、固表益气之功，标本兼顾，故收效甚佳。

【加减】因寒诱发的加荆芥、生姜、防风；热壅痰黄稠的加鱼腥草、川贝母、胆南星；劳倦诱发者加党参、山药。

【验案】吴某，71 岁，山东人，1999 年 12 月 5 日来医院就诊。患者有气管炎病史 20 多年，肺气肿 8 年，加重 4 天。1 周前因劳累受凉而咳嗽，呼吸困难，气喘，痰多而稀，胸闷心悸，夜不能平卧，纳可，二便可，舌红苔白，脉细滑。查体：神清，胸部呈桶状，双肺呼吸音低。患者曾于 1 周前以"慢性支气管炎、阻塞性肺气肿、肺心病"住院治疗，得以控制，但近日又加重，要求服中药治疗。治法：平喘降气，纳气温肾。方药：沉香 8g，紫苏子 11g，白芥子 8g，莱菔子 8g，五味子 11g，款冬花 11g，桔梗 11g，肉桂 11g，川贝母 11g，瓜蒌 11g，生甘草 6g。每日 1 剂，水煎服。第二诊：1999 年 12 月 9 日。气

阻塞性肺气肿

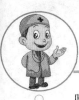

喘、心悸减轻，夜间能平卧休息，仍咳嗽，痰稠黄，舌红，苔薄白。继用降气汤去肉桂、鱼腥草、胆南星。第三诊：1999 年 12 月 14 日。咳嗽、气喘、心悸已基本转愈，仍继服上方 15 剂，以巩固疗效。

☯ 纳气平喘汤（关艳美方）

【组成】细辛 3g，干姜 9g，五味子 3g，茯苓 11g，甘草 6g，紫苏子 9g，半夏 9g，前胡 9g，肉桂 6g，当归 6g，地龙 16g。

【用法】每日 1 剂，水煎服，每日 2 次，取汁至 400ml，早、晚分服。

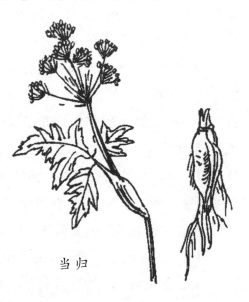

当归

【功效】化痰温肺，纳气平喘。用于肺气肿。

【方解】纳气平喘汤以苓甘五味姜辛汤化痰温肺，健脾利湿，一化既聚之痰，一杜生痰之源；五味子敛肺气而平喘止咳，与细辛一收一散，散不伤正，收不留邪；茯苓化湿健脾，以固后天之本；甘草和中调和诸药。再合紫苏子降气汤止咳祛痰，降气平喘，治在上之痰实为主，补肾纳气治下虚为辅。其中紫苏子降气祛痰，平喘止咳，半夏、前胡祛痰平喘止咳，三药共治上实之痰；肉桂祛寒温肾，纳气平喘；当归养血活血通络，以化内结之痰瘀，同肉桂以温补下虚，又能治咳逆上气。方中同时加用地龙以化内结之顽痰旧瘀且味咸入肾，以纳气平喘。本方兼顾慢性阻塞性肺气肿虚实夹杂、寒热互结的特点，剂量不必偏大，大剂量则易化燥伤阴，耗伤正气。小剂量坚持服用，正气渐复，邪气渐除，效果就能渐渐显现。

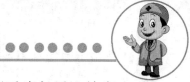

【加减】老年患者加麦冬、沙参等；有瘀象可适当加活血祛瘀药，如桃仁、丹参等。寒痰合三子养亲汤；热痰合桑白皮汤；肾阴虚合六味地黄汤；肾阳虚加补骨脂、肉苁蓉。

【验案】关某，女，75岁。2002年12月13日来医院就诊。患者自述20余年前，因条件艰苦，常夜宿湿冷之地，因受寒经常咳嗽，4年来病情明显加重，天气转冷即发，出现气喘，且发作频繁，症状逐渐加重。这次又因气候转冷而发，心悸气喘，张口抬肩，动则更喘，只能半坐卧位，痰多而深藏，痰白质稀量多，呈泡沫状，两肺满布湿啰音，舌质红，苔白微黄厚而干，脉寸弱而尺尚有力。西医诊断为慢性阻塞性肺气肿。中医诊为肺胀，证属寒痰阻肺，肺肾气虚，病性为虚实夹杂，寒热互结。予纳气平喘汤治疗20天后咳嗽气喘明显减轻，痰量、两肺啰音明显减少，可以下床走动。嘱接受日光照射以增强免疫，促进康复。

强心益肺汤（崔泽英方）

【组成】橘络5g，人参（另炖兑服）3g，黑锡丹3g，橘红5g，麦冬13g，杏仁6g，云茯苓13g，云茯神13g，五味子（打）5g，炙甘草3g，北沙参13g。

【用法】每日1剂，水煎服，每日3次服。

【功效】益肺强心纳肾气。

【方解】此病久患喘息，肺心俱虚，肾不纳气。方用黑锡丹以镇摄肾气，生脉散加味以强心益肺；茯苓、茯神健脾利湿，止咳消痰；杏仁、橘红等味止咳化痰；北沙参清肺止咳，益气健脾。

【验案】崔某，女，41岁。患者喘息已6年，近两年发作频繁，稍动即喘，呼吸困难，不能自制，喘甚则不得卧，自汗，食减，身倦，消瘦，四末发凉。经西医检查诊断为慢性气管炎，支气管哮喘，肺气肿。屡经治疗，未获显效。舌有薄苔，脉虚细。肺主气，肾为

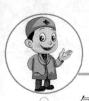
气之根。肾不纳气，心力衰竭则气短，身动即喘。治则益肺强心纳肾气为法。给予上方治疗。

第二诊，服药 5 剂，汗出止，喘稍定。前方加胡桃肉 23g，蛤蚧尾一对，研极细粉，分 2 次随药送服。

第三诊：服 10 剂，喘息已平，余症均轻，其单位嘱到南方疗养。拟改丸剂常服。

处方：人参 28g，北沙参 28g，黑锡丹 16g，紫河车 60g，雨沙参 28g，胡桃肉 60g，蛤蚧尾 3 对，云茯苓 28g，云茯神 28g，玉竹 28g，冬虫夏草 28g，五味子 28g，肉苁蓉 28g，麦冬 28g，白杏仁 28g，巴戟天 28g，补骨脂 28g，橘红 16g，橘络 16g，炙甘草 28g。共研极细末为丸，蜜丸重 13g，每日早、晚各服 1 丸，白开水送下。

半年后患者来信云，服丸剂后其喘息至今未发，体力较前大有好转。复函嘱将丸方再配服 1 料。丸方仍循前法配制，冀巩固疗效。

☯ 补肺定喘汤加味（杨景周方）

【组成】茯苓 5g，熟地黄 5g，炒山药 9g，牡丹皮 4.5g，泽泻 6g，山茱萸 4.5g，麦冬 9g，五味子 3g，蛤蚧尾 3g。

【用法】每日 1 剂，水煎服，每日分 3 次服。

【功效】定喘补肺，纳气固肾。

【方解】方中熟地黄、五味子、山茱萸温肾纳气；炒山药、牡丹皮温肾纳气，重镇降逆而平喘；茯苓行气解郁，平喘利湿；麦冬润肺养阴；泽泻既能温补肾阳，又能引火归原，纳气归肾，与蛤蚧尾相伍，肺肾同治，补肾纳气而平喘。此方治疗老年性肺气肿、支气管哮喘，都能获良效。若属风寒、痰热等实喘的患者，不宜用本方。

【验案】吴某，女，34 岁。1965 年 8 月 6 日来医院就诊：患者 5 岁开始有哮喘病，1959 年后喘息发作频繁，四时皆发，春季严重，每次犯病初感倦怠，嗜睡，继而闷满上气喘息，全身大汗，恶风恶寒，喉无痰音，难以入寐，心虚喜按，饮食一般，口干咽燥，大便干燥，小便量少，色赤，月经因哺乳期未来，坐卧不安，面色晦黯，气短喘息，呼多吸少，呼吸困难。形体消瘦，舌苔薄白，脉寸尺均弱，两关沉细数。辨证为肺气虚弱，卫阳不固，肾失摄纳，气不归原。遂用定喘汤加味治疗。

8月10日第二诊：来人述服药3剂喘息已减，已能轻微活动，腰能直立，食欲较好，唯吐痰较多，色白而黏，二便同前。按原方去蛤蚧尾，加半夏9g，橘红4.5g，水煎服。

8月16日第三诊：来人述服药8剂，喘息已平，能起床活动，仍气短。微咳，其他无变化。按上方倍量配六曲糊丸，如绿豆粒大，每晚服30丸，白水送下，以资巩固。

【按语】本病例患者为脾肾的虚喘证。虚喘病在脾肾，多由肺不降气，肾不纳气，精气不足而致，治疗重在肺肾两脏，以摄纳培补为主。方用麦味地黄汤加蛤蚧，肺肾并治，定喘益精；砂仁固肾醒脾养胃，或加橘红、半夏燥湿化痰，肺、脾、肾三经并治，诸症渐平。

☯ 消痰平喘散（于秀兰方）

【组成】紫苏子13g，葶苈子11g，莱菔子11g，白芥子2g，丹参28g，当归5g，降香5g，沉香13g，瓜蒌皮13g，薤白13g，生地黄16g，半夏18g，茯苓13g，陈皮5g。

【用法】每日1剂，水煎服，每日分2次服。

【功效】化瘀活血，纳气平喘。适用于阻塞性肺气肿。

【方解】消痰平喘散中紫苏子平喘消痰，白芥子利膈温肺豁痰，莱菔子行滞利气消痰，葶苈子泻肺利水化痰，四子合用共奏化痰之功；沉香、生地黄为臣，取沉香温肾纳气平喘，生地黄培本滋肾，且制诸药之燥；佐以茯苓、降香化痰止咳，半夏、陈皮利湿健脾。

更用当归，一则《神农本草经》谓其治咳逆上气，二则合丹参以增活血养血化瘀作用，共为使药。全方配伍，有行有补，有燥有润，降纳并施，标本兼顾，是一首治疗肺实肾虚咳喘的效方。

【验案】于某，女，60岁。1993年6月2日来医院就诊。患者咳嗽反复发作已有30年，经多家医院诊断为慢性支气管炎、肺气肿，多年多次治疗效果不佳，近来咳嗽、气急、心悸、胸闷加剧，经亲人介绍前来求治。面色黯滞，语声不扬，咳嗽气急，痰多色白，口干不欲饮，苔黄腻，脉沉细。肺不肃降，肾不纳气，痰被阻滞，气化失司。用上方治之。

第二诊　6月9日。服药7剂，胸闷心悸气急减轻。效不更方，原方再服6剂。

第三诊　6月16日。胸闷心悸已除，咳嗽等症悉减。原方去白芥子、半夏，再进6剂。

【按语】根据中医理论，肺为气之主，肾为气之根，肺主呼气，肾主纳气。患者咳喘之因，在肺为实，实则气逆，多因痰浊碍阻；在肾为虚，虚不纳气，多因精气不足，而致肺肾出纳失常。故咳喘之病主要在肺，又与肾密切，其治不离肺肾。又脾为生痰之源，治痰应不忘理脾。

☯ 纳肾助阳汤加减（于文敏方）

【组成】山茱萸13g，生地黄23g，山药16g，麦冬11g，五味子13g，瓜蒌皮13g，薤白13g，补骨脂13g，肉桂（后下）3g。

【用法】每日1剂，水煎服，每日分3次服。

【功效】健脾运湿，纳肾助阳。

【方解】本方以山药、生地黄、山茱萸、麦冬、五味子壮肾水润肺金；瓜蒌皮、薤白清热润肺，健脾益气；补骨脂、肉桂助阳纳肾，鼓舞肾气，以消肾之阴浊。诸药合用以治其本，故能收到理想的效果。

【验案】江某，女性，79 岁。患者反复咳嗽咳痰 20 余年，常用抗生素加中药治疗，一般 20 天左右改善症状。本次因感寒复作，于 2001 年 2 月 17 日来医院就诊。患者咳嗽、咳痰、胸闷、气促已半个月，多次用头孢曲松 1g，青霉素静脉滴注；α-糜蛋白酶 5mg，庆大霉素 8 万 U 雾化吸入；棕色合剂

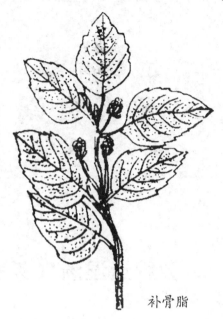

补骨脂

口服，症状没有改善，求诊于余。见其端坐气短，咳痰呈泡沫状量多，夜间不能平卧，听诊两肺底闻及湿啰音，舌红，苔薄黄带腻，脉沉弦滑，其形如肿，腰膝酸软。上方 5 剂。药后咳嗽咳痰明显减轻，但胸闷依前，大便溏泄，舌脉同前诊。上方加白术、厚朴各 13g，煅龙骨、煅牡蛎各 28g（先煎）。服 3 剂药后，上述症状消失。以六味地黄丸合补中益气丸善后，至今未再发。

【按语】慢性阻塞性肺气肿属中医学肺胀范畴。其发生与外邪侵袭、痰浊壅盛、肺肾虚弱等因素有关。久病肺虚，卫外不固，易致外邪入侵，故疾病缠绵难愈。而病久痰瘀内结，也是外邪入侵的重要因素。

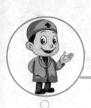

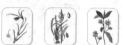

第十五章
呼吸衰竭

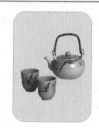

☯ 健脾运湿汤（易君山方）

【组成】生附子 5g，茯苓 11g，炙甘草 6g，干姜 5g，人参 6g，麦冬 6g，五味子 11g。

【用法】水浸泡方药约 30 分钟，然后用武火煎药至沸腾，再以文火煎煮 30 分钟。温服，每日分 3 次服用。

【功效】温气壮阳，回阳救逆。

【方解】健脾运湿汤中附子温阳壮气；干姜和中温阳；人参大补元气，和阴养津，安精神，定魂魄；茯苓益气健脾运湿；五味子、麦冬，益气敛阴养阴，兼防温热药伤阴；甘草益气，与附子、干姜相用，温阳之中以补阳。

【加减】烦躁者，加龙骨、远志、牡蛎，以重镇安神；神志昏迷者，加麝香、苏合香、冰片，以芳香开窍；若汗多者，加黄芪、党参、白芍，以益气敛阴止汗；痰多者，加麻黄、细辛，以宣肺化饮等。

【验案】方某，男，72 岁，河北人。有 15 年支气管哮喘病史，又有 2 年多肺间质纤维化，近半年咳喘加重，经检查又有慢性呼吸衰竭，数经中西药治疗，疗效不佳，故专程邀余诊治。刻诊：咳嗽，呼吸微弱，气喘，四肢厥冷，面色晦黯，神疲倦怠，烦躁，舌黯淡，苔薄白略腻，脉沉弱。辨为心肺阳衰证，治当温壮阳气，回阳救逆。用茯苓四逆汤与生脉散合方：茯苓 11g，生川乌 5g，生草乌 5g，炙甘草 6g，干姜 5g，红参 13g，麦冬 6g，五味子 11g，蛤蚧 1 对，黄芪 18g。5 剂，水煎服，每日 1 剂。第二诊：手足转温，咳喘减轻，复以前方 5 剂。三诊：诸症均有明显好转，又以前方 5 剂。四诊：病情得到有效控制。改用小青龙汤、海蛤汤与生脉散（即麻黄 13g，桂枝 13g，细辛 13g，白芍 13g，姜半夏 11g，五味子 11g，干姜 13g，海马 13g，蛤蚧 1 对，红参 6g，麦冬 6g）治疗 40 剂。之后，将四诊方易为丸剂，每次 6g，每日 3 次，以巩固治疗效果。

☯ 加味茯苓汤（赵永胜方）

【组成】人参（另煎服）、桂枝各 13g，木防己、茯苓各 28g，石膏（先煎）60g，芒硝（化服）18g。

【用法】每剂煎 2 次为 150ml，分 2 或 3 次于 12 小时内服完。睡者唤醒喂药，昏迷者可鼻饲给药。

【功效】化气逐饮，扶正祛邪，回阳固脱。

【方解】加味茯苓汤原为《金匮要略》专治饮邪上入膈中，逼迫心肺，其人喘满，心下痞硬之主方。方中木防己利水渗湿，桂枝化气通阳，两者一苦一辛，行气散结；石膏辛凉郁热清泄，其性沉降可镇饮邪之上逆；人参大补元气而治喘固脱；茯苓导水下行培植中土；芒硝入阴分开痞结、消瘀血而涤痰浊。总之，加味茯苓汤为开三焦水结，通上中下之气机，补心益肺之气，涤饮治喘固脱，扶正祛邪之良效方。故可在肺气病急性呼吸衰竭及出血热左侧心力衰竭、肺水肿，肺、心、脑病危重时，全面调整呼吸循环衰竭，收到意想不到的效果。

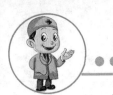

【验案】胡某，女，59岁，1989年12月26日夜间急诊。妻代述：患者有心慌气短、咳喘反复发作病史10余年，昏睡说胡话两天。近二日咳喘，气短加重，胸闷，腹痛尿少，下肢水肿，咳痰不利，恶心呕吐，入院前1天出现鼾声昏睡，息微喘促，时有谵语，痰声辘辘，张口抬肩，摇身撷肚，脉细数而沉伏，舌淡苔白。体查：体温36.9℃，呼吸节律不规则，口唇青紫，颜面晦黯，四肢不温，神志不清，呼之不应，瞳孔缩为1.5mm直径大小，对光反应看不出。两肺满布干湿啰音，心率125次/分钟，律齐，腹胀，肝大，足踝重度水肿。心电图示：肺型P波，电轴重度右偏136°，右心房负荷过重，右心室肥厚兼心肌劳损，血象白细胞计数16.7×10⁹/L。西医诊断：肺心病重型。中医诊断：支饮、厥脱。予上方日1剂，并用先锋必2g加入20％甘露醇250ml于24小时内静脉滴注2次，吸氧，兴奋呼吸药交替静脉滴注（入滴壶中）。5日后症状缓解，25日痊愈出院。

☯益气救阴饮加减（余科梅方）

【组成】法半夏13g，皂荚6g，青礞石18g，沉香木13g，黄芩13g，生大黄13g，西洋参13g，熟附子13g，麦冬16g，五味子13g，煅龙骨、牡蛎各18g，山茱萸13g。

【用法】每日1剂，水煎服，每日服3次，每8小时服1次。另加服参茸黑锡丹每次1.5g，每日2次。

【功效】益气救阴，涤痰开闭，回阳固脱。

【方解】本方在用药上，用除痰最猛的皂荚宣壅涤痰，合青礞石、沉香以破结软坚，坠痰下气，并伍以除垢化痰，散结消痞的半夏，以加强涤痰除浊之力，再配合黄芩、大黄上清肺热，下通腑气，以解除肺气郁闭。诸药合用，可达到泻实除壅、平喘利气的目的。

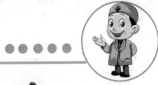

用参附汤合生脉散，以补气养阴、固脱护阳，并配合山茱萸、牡蛎以加大固脱之力度。黑锡丹为温降镇摄救急之品，可起到温元补阳，以治下虚之本，降逆除痰以治上实之标，是一种补虚泻实、定喘降逆，具有争救功效的传统中成药。

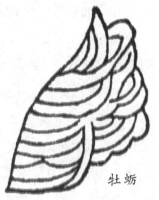

牡蛎

【验案】陈某，女，69岁，患者有反复咳嗽15年病史，多次住院确诊为慢性阻塞性肺炎。本次发病因咳嗽症状较重，进入省人民医院住院，经抗感染、对症、支持治疗，患者症状改善不佳，且有加重趋势，于1995年12月19日会诊。症见患者喘促甚急，张口抬肩，憋气欲死，呼长吸短，喉中痰鸣如雷，汗湿衣被，每咳出黄色稠黏状痰则喘憋减轻。患者双目外突，口渴思饮，烦躁，大便干结，四肢厥冷，面色潮红，舌红黯而苔少，脉细数而弱。查体：肺气肿征象，两肺呼吸音减弱，两下肺可闻及湿啰音及少量细哮鸣音，心率120次/分钟，律齐。血常规示：白细胞计数$11.5×10^9$/L，中性粒细胞80%，淋巴细胞26%。西医诊断：慢性阻塞性肺气肿合并感染，呼吸衰竭Ⅱ型。中医诊断：肺胀，喘证。辨证为气阴两虚，顽痰阻肺，已显现内闭外脱之危象。治以涤痰开闭，救阴益气，回阳固脱。上方连服3天。患者服药后，咳出大量黄黏胶痰，总量约300ml，大便日3或4次，下痰状黏液便多量，随之喘减过半，能平卧而眠，汗出明显减少，诸症改善。效不更方，原方再进5剂。药后喘咳气逆基本缓解，稠黏胶痰消失，大便通畅，每日1或2次，已无痰状黏液粪便，体力改善，饮食增加。遂以验方益气护卫汤合蠲哮汤加减善后调理半个月，症状完全缓解出院。

【按语】此病例患者"浊"痰壅肺，肃降失常，气道闭塞，故喘促甚急，气憋欲死。汗湿衣被，既是喘急逼汗外出，又是阳气失固，

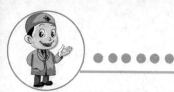

汗津外泄的危象。汗湿衣被，四肢厥冷，与脉细数而弱同见，是阳气外脱的典型见症。口渴烦躁，面色潮红，舌红苔少，为阳损及阴，阴液虚亏所致。"肺与大肠相表里"，肺气壅塞，腑气不通，故大便干结。"浊"痰郁久化热，邪热郁闭，故痰黄黏稠。由此可见，本病属寒热错杂，虚实互见，既有浊痰壅肺，肺失肃降，气道阻塞，郁而化热的肺实证（上实），又有阳损及阴，阴阳两虚，气阳欲脱的虚衰证（下虚），且已显见"内闭外脱"的危急征象。在本案治疗过程中，必须妥善处理"内闭"与"外脱"的关系，才能实现病情的良性转机。

☯ 清热化痰汤加减（余晓龙方）

【组成】杏仁 9g，麻黄 3g，生石膏 16g，川连 3g，黄芩 9g，天竺黄 3g，石菖蒲 9g，京牛黄（冲）1.5g。

【用法】每日 1 剂，水煎取 150ml，每日分 3 次用。

【功效】化痰清热醒脑。

【方解】方中杏仁、麻黄宣肺止咳，清热化痰，疏肝解郁；生石膏、川连清热利湿；黄芩疏肝理气，清热祛湿；天竺黄、石菖蒲、京牛黄清热止咳；活血解毒。诸药伍用共奏疏肝解郁、行气活血、清热利湿之功效，用于治疗肺源性心脏病等疗效显著。

【验案】余某，男，9 岁。患者于 15 天前受寒后发作哮喘，经医院多次用药治疗无效，病情渐加重，出现高热，昏迷，呼吸表浅，继而抽搐后呼吸暂停而行气管切开，因腹胀严重，行胃肠减压术抽出咖啡色物并夹有新鲜血丝。赖人工呼吸和尼可刹米、洛贝林维持。情况危急。诊见患儿神昏烦躁，口唇发绀，呼吸困难，喉中痰鸣，舌黯，苔白黏，体温 39.5℃，脉细数。证属肺热郁闭，痰涎壅盛，热陷心包。治则化痰清热醒脑。用清热化痰汤加减与川厚朴煎液鼻饲。2剂后患儿神志转清，可自服中药，呼吸平稳，口唇发绀减，矢气多，腹胀减。原方加柴胡 9g，半夏 9g，太子参 9g，郁金 9g，陈皮 9g，生甘草 6g。1剂神清，苔白脉数，体温 38.5℃。前方去京牛黄，加炒桃仁 9g，莲子 9g。2剂后寐安，体温 38℃，停止输氧并拔除气管插管，又服 2剂。药后体温正常，痊愈出院。

【按语】本病例患者"喘、热、满、昏"四证皆备，邪毒遏肺导致喘促高热，热毒炽盛则腹满神昏。巧用麻杏石甘汤与川厚朴相伍，以宣上行下，调理气机，更免峻急泻下损伤稚嫩脏腑之虞。急则治标，诊时即鼻饲以清痰开窍，待危象渐解，加入太子参、柴胡、半夏、陈皮、莲子等缓治其本，清肺余热并调理脾胃。

☯ 涤痰祛瘀汤加减方（郑臣校方）

【组成】广郁金 13g，石菖蒲 13g，制胆南星 13g，陈皮 13g，茯苓 13g，钩藤 11g，黄芩 13g，枳壳 13g，瓜蒌仁 13g，丹参 13g，黄芩 13g，淡竹叶 13g，生竹茹 13g，猴枣散 1支，别直参 6g。

【用法】水煎服，每日 1剂。

【功效】祛瘀涤痰，开窍通腑。

【方解】方中石菖蒲、黄芩行气活血，清热解毒，疏肝解郁；茯

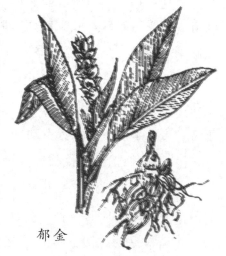

郁金

苓、广郁金行气解郁，平喘利湿；别直参行气解郁、活血止痛；制胆南星、陈皮疏肝理气，清热祛湿；钩藤、丹参固肾益气；猴枣散、枳壳柔肝而缓急止痛；淡竹叶、生竹茹泻火祛湿；瓜蒌仁宣肺化痰。诸药伍用共奏疏肝解郁、行气活血、清热利湿之功效，用于治疗呼

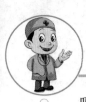

吸衰竭、支气管扩张、咳嗽等疗效显著。

【验案】邢某，女，74岁。2005年12月12日来医院就诊。有慢性支气管炎病史15余年，患者每年冬季发作。本次因外出受风寒诸症再发，加重5天，咳嗽咳痰、喘息气短，呼吸困难，伴情绪不安、表情淡漠或嗜睡，渐至神志朦胧，肢体震颤，昏睡等。查体可见结膜充血，眼球突出，视盘水肿；血气分析示：氧分压55mmHg，二氧化碳分压93mmHg。诊断为肺源性心脏病、慢性阻塞性肺病、Ⅱ型呼吸衰竭、肺性脑病。予以吸氧、平喘、抗菌消炎、利尿、纠正电解质紊乱、脑细胞活化剂等对症治疗后，呼吸道症状好转，但患者神志不清，谵语，咳喘，烦躁不安，喉中痰鸣，口唇发绀，呼吸困难，双下肢水肿，小便可，大便5日未行，舌质黯，苔黄厚腻，脉滑。辨证属痰瘀腑实，蒙闭心窍。予以涤痰祛瘀、开窍通腑。

上方每日1剂。煎汤温药灌服。患者于次日解稀便2次，神志渐清，烦躁稍好转，咳嗽咳痰、呼吸困难、口唇发绀亦改善。原方续服10剂，又解数次稀便，神志转清，呼吸道症状明显缓解，血气示：氧分压70mmHg，二氧化碳分压65mmHg。此后一直坚持服用中药，至今已2年8月余，目前患者一般情况良好，各项检查指标正常，可从事简单的家务劳动。

【按语】西医的肺性脑病（简称肺脑）是指呼吸衰竭发展到严重程度，即产生严重的二氧化碳潴留和缺氧引起的以中枢神经系统障碍为主要临床表现的一种综合征，是多种肺系疾病的严重并发症之一，亦是常见的内科急症。临床可表现为嗜睡，精神恍惚，兴奋，或有发热，尿赤便秘，进而躁动、谵妄、迟钝，重者则抽搐、昏迷，甚至死亡。中医文献中无"肺性脑病"病名，一般可将其归属于"肺胀""瘀证""昏迷""厥脱"等范畴。中医认为，治疗上除应用抗感染、氧疗、呼吸兴奋剂、纠正酸碱失衡与电解质紊乱等常规西医治疗外，还需根据病情辨证施治。本病患者多年迈体虚，患病日久，肺脾气虚，无力排痰，痰浊（热）壅肺；气虚无力推动血行，血脉瘀阻，痰瘀互结；郁久化热；气虚无力推动大便，故腑气不通，腑结痰热。其病机复杂，病情亦复杂，常有痰浊、燥屎、瘀血、正虚等相互勾结，而致本虚标实。治疗当标本并治，以祛瘀涤痰、通腑开窍为大法。

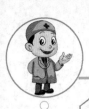

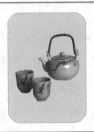

第十六章
肺　癌

☯ 清热透络汤（黄晨七方）

【组成】鳖甲（先煎）18g，青蒿 16g，生地黄 18g，知母 13g，牡丹皮 13g，天花粉 16g，百合 16g，蚤休 28g，白花蛇舌草 28g。

【用法】每日 1 剂，水煎服，每日分 2 次服，15 天为 1 个疗程。

【功效】清热解毒，活血滋阴。适用于肺癌证属阴虚内热，肺阴亏损。

【方解】清热透络汤方中鳖甲退热滋阴，入络搜邪；青蒿芳香，清热透络，引邪外出；生地黄甘凉滋阴，清热凉血；知母、牡丹皮与鳖甲、青蒿配伍，共奏清热养阴之功；天花粉、百合润肺养阴；蚤休、白花蛇舌草解毒清热。全方养阴解毒清热，标本兼顾，故用于肺癌发热，疗效较好。

【加减】盗汗加浮小麦 28g，生牡蛎（先煎）16g；便秘加火麻仁 28g；纳差加炒山楂 13g，炒麦芽 16g；高热加生石膏 28g，地骨皮 16g；咯血加白茅根 28g，仙鹤草 28g；胸闷胸痛加全瓜蒌 16g，郁金 16g。

【验案】马某，女，61 岁。患者于 1991 年元月起开始咳嗽，痰中带血，多次用药不见好转。同年 4 月份 X 线胸片检查：右肺肿块，肺癌可能性大。经医院支气管纤维镜活检，病理报告为："（右肺）中分化鳞癌。"因 CT 扫描示纵隔淋巴结转移，肿块与大血管粘连，不能手术切除，故来本院要求服中药治疗。入院时发热已持续半个月不退，体温在38.5℃，伴咳嗽，左胸闷痛，痰中时带血丝，盗汗，口干，纳差，疲乏，消瘦，舌红少苔，脉细数，听诊右肺呼吸音明显减弱，双肺未闻及干湿啰音。血常规示：血红蛋白115g/L，白细胞计数9.9×10^9/L，中性粒细胞76%，淋巴细胞25%。入院后用青霉素、头孢曲松治疗5天，发热不减。中医辨证为阴虚发热，治以清热养阴，方以清热透络汤加味：青蒿16g，鳖甲18g（先煎），生地黄18g，知母13g，牡丹皮13g，天花粉16g，白茅根28g，蚤休28g，白花蛇舌草28g，生牡蛎16g（先煎），陈皮13g。每日1剂，水煎分2次服。服药3剂，体温降至38℃，8剂后体温已正常，诸症缓解，原方再进10剂巩固疗效。后改用百合固金汤加减以滋阴润肺，解毒清热，住院治疗月余，未再发热，复查胸片示病灶稳定。

【按语】咳嗽是支气管肺癌常见的临床症状之一，有30%～40%的患者以咳嗽为主要症状。其咳嗽原因有肿瘤压迫或阻塞支气管后引起肺部感染，其次由于癌肿坏死毒素吸收而引起咳嗽。癌性咳嗽使用抗生素治疗往往无效。近年来笔者探索运用青蒿鳖甲汤加味治疗肺癌咳嗽，取得了较好疗效。

肺癌属于中医"肺积""咳嗽""咯血"等范畴。其主要病机为肺阴亏虚，致邪毒内侵与痰瘀互结而成。笔者在临床实践中观察到，肺癌患者在咳嗽的同时，常伴有发热，咳痰，咯血，胸痛，口干咽燥，五心烦热，潮热，盗汗，消瘦，舌红少苔，脉细数等，提示肺癌咳嗽主要是肺阴亏损，阴虚内热。

☯ 解毒抗癌汤（陈艺方）

【组成】鱼腥草28g，仙鹤草16g，党参18g，天冬、浙贝母、猫爪草各16g，守宫5g，山海螺16g。

【用法】每日1剂，用水600ml浸泡，水煎至200ml，分早、晚2次温服，连续服用8周为1个疗程。

【功效】适用于中晚期非小细胞肺癌证属脾虚痰瘀阻肺者。

【方解】解毒抗癌汤中，党参益气健脾，培土生金，辅助正气；天冬润肺养阴，清火生津；鱼腥草解毒清热，清肺化痰；仙鹤草消积补虚，又能止

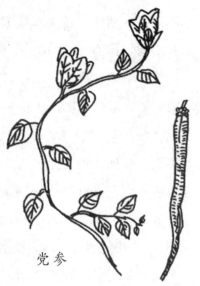

党参

血，对肺癌咯血具有良好的疗效；浙贝母、猫爪草、山海螺善于散结化痰；守宫抗癌解毒。诸药合用，具有清肺健脾、化痰解毒散结之功效。笔者根据临床治疗肺癌的体会，把肺癌主要分型为肺热痰瘀、脾虚痰湿、阴虚痰热及气阴两虚4型，根据各型的临床特点，以解毒抗癌汤为主随症加减治疗。解毒抗癌汤治疗中晚期非小细胞肺癌在稳定瘤体、抑制肺癌的发展和转移、改善患者临床症状、增强体质、促进康复、改善患者生存质量、增加体重及延长生存期等方面有良好的疗效，能使肺癌患者带瘤生存。

【加减】阴虚痰热型：主症为干咳无痰或痰少质黏，咳吐不爽，或痰中带血，血色鲜红，以午后、夜间为剧，咳则胸痛，口干咽燥，喜凉饮，或伴手足心热，低热、盗汗，形体消瘦，皮毛干枯，舌红苔少，脉虚数。治疗用基本方加鳖甲28g（先煎），沙参16g，生地黄16g，桔梗11g。气阴两虚型：主症为干咳，痰少，咳声低微，或痰少带血，颜面萎黄黯淡，唇红，神疲乏力，口干短气，纳呆肉削，舌苔白干或无苔，舌质嫩红或胖，脉细如丝。治疗用基本方加黄芪28g，百合16g，西洋参、麦冬各13g。肺热痰瘀型：主症为咳嗽，痰黄稠，咯血或痰带血丝，

多见发热，胸背隐痛，胸闷气促，口干口苦，便秘，舌红或黯红，苔黄，脉滑数。治疗用基本方加冬瓜仁 28g，苇茎 16g，黄芩 16g，三七 13g。脾虚痰湿型：主症为咳嗽，痰多，色白，胸闷气短，纳呆，腹胀，大便溏，消瘦乏力，舌淡胖，舌边有齿印，苔白腻，脉滑或濡细。治疗用基本方加怀山药 28g，茯苓、白术、扁豆各 16g。

【验案】张某，女，67 岁，患者于 1997 年 9 月初诊。咳嗽、气促、痰中带血，经纤维支气管镜活检病理为鳞状上皮癌。胸部 X 线片和 CT 检查诊断为左上肺肺癌（中央型）。因肿瘤贴近心脏不能行手术治疗，患者也拒绝放化疗，为寻求中医治疗来本院就诊。刻下症见：咳嗽，左胸痛，痰黄，痰中带血，纳眠差，舌质淡黯，苔白，脉细弦。中医诊断为肺积（肺郁痰瘀型）。治疗以解郁宣肺、散结豁痰为法，方用上药加减治疗。药用党参 18g，浙贝母、天冬、桃仁各 16g，鱼腥草 28g，山慈菇、仙鹤草各 16g，薏苡仁 23g，山海螺 16g，守宫 5g，枳壳 13g。水煎服，每日 1 剂。服药 20 天后症状明显减轻，纳卧如常。继续以上药为基础方辨证加减治疗，坚持门诊中药治疗，定期复查。目前仍在治疗中，至今已带瘤生存 10 年。

【按语】肺癌属于中医学肺积范畴，是由于饮食失调、劳倦过度等致正气先虚，邪毒乘虚而入所致。由于邪毒的干扰，肺脏失去了正常生理功能，致宣降失司，津液输布不利，壅结为痰，气机不畅，血滞为瘀，痰瘀交阻，阻塞经路，久而成积。纵观患者病症，乃属肺脾气虚，痰毒蕴结。治当健脾益气、清热解毒、化痰散结为主，攻补兼施，标本同治。

☯ 调和解毒汤（黄家山方）

【组成】太子参 28g，生黄芪 28～60g，麦冬 16g，石斛 16g，蜈

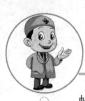

蜈 2～4 条，守宫 2～4 条，大枣 13g，甘草 13g。

【用法】水煎服，每日 1 剂，每日分 2 次服，连续服用 30 剂为 1 个疗程。

【功效】益气养阴，活血化痰。

【方解】调和解毒汤取黄芪、麦冬为君，养阴益气；太子参、石斛为臣，助芪、麦补气阴；佐蜈蚣、守宫剔毒搜毒，以毒攻毒；以大枣、甘草为使，解毒调和峻毒之品。

临床药理研究证实，养阴益气药如党参、黄芪、太子参、麦冬、石斛等可增强机体的免疫功能，加强癌症患者的抗病能力。而有毒虫类药如蜈蚣、守宫、全蝎、蟾皮、露蜂房等均有一定的抗癌、抑癌作用。两类药物合用，则标本兼治。

【加减】癌毒重者可加蟾皮、全蝎、露蜂房各 9g，僵蚕 9～16g；热盛者加野荞麦根 28g，白花蛇舌草 30～60g，龙葵 16g；夹痰者加化痰软坚药，如胆南星 9～11g，姜半夏、山慈菇各 9g，山海螺 15～28g，浮海石 16g；夹瘀者加丹参 15～28g，川芎、泽兰、穿山甲（代）、三棱、莪术各 9g，水红花子 15～28g。

【按语】中医认为晚期肺癌，证属本虚标实，本虚以气阴亏虚为多，标实以癌毒内蕴为重，夹瘀夹痰。治疗以养阴益气攻毒为法。毒虫类药多为辛温有毒，如蜈蚣、守宫、全蝎、蟾皮等治疗肺癌，经临床观察疗效优于化痰活血药，毒虫类药治疗肺癌的价值有待进一步研究。笔者运用有毒虫类药治疗肺癌多年，长期使用守宫、蜈蚣、全蝎、蟾皮等药，未见明显不良反应，患者亦易耐受。蜈蚣可用 3 条，守宫可用 2～3 条，有患者坚持服用几年，总量达 3000 余条，临床观察均未见中毒现象。

调和解毒汤治疗晚期肺癌在改善症状、提高生活质量方面疗效明显。说明中药治疗晚期肺癌有一定优势，不良反应少。

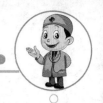

☯ 消癌散结汤（吴一飘方）

【组成】生天南星（包）28g，生半夏（包）28g，川贝母13g，杏仁13g，青黛（包）13g，海蛤粉（包）13g，白英18g，桔梗6g，甘草6g，瓜蒌50g，漏芦18g。

【用法】生半夏、生天南星先煎2小时，然后下其他药。水煎服，每日1剂，每剂分2次服用，每次约200ml。3剂为1个疗程，一般用2个疗程。服用期间忌烟、酒、辛辣。

【功效】清热燥湿，止咳化痰。用于各期肺癌出现咳嗽、咳白痰、神疲乏力、胸闷气短等症状者。

【方解】本方乃上海中医肿瘤医院老中医经过多年经验总结而成，疗效可靠。方中君药生半夏、生天南星，利湿化痰、散结消癌的作用。臣药漏芦、白英，抗癌清热、清肺泄热。佐药：瓜蒌化痰清热、消肿散结；青黛、海蛤粉为止咳名方，化痰清热；川贝母、杏仁亦有清热化痰止咳之功效。使药桔梗、甘草，化痰利气，开宣肺气，引导诸药上浮于肺，共同发挥抗癌清热、止咳化痰之功效。对肺癌咳嗽、咳白痰效果满意。配合介入治疗、放疗、化疗等，可使治疗效果明显提高。

【加减】此方为治疗各期肺癌的基本方。临床应用时，根据肺癌辨证的证型如气阴两虚型、脾虚积湿型、阴阳两虚型等随症加减。咳嗽重者，加白前、前胡、苦杏仁、枇杷叶、蝉蜕；咳黄痰者加鱼腥草、前胡、桑白皮、地骨皮；咳吐白痰量多者加海浮石、芸香草、葶苈子；口干舌质红者加沙参、麦冬、天花粉、石斛；痰中有血者加三七、白及、仙鹤草；气虚、乏力者加绞股蓝；肾虚者加枸杞子、山茱萸。

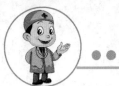
【按语】使用注意事项：①生半夏辛温燥烈，不可久服；不宜与乌头同用；生半夏对口腔、喉头和消化道黏膜有强烈刺激性，并且有毒性，误服可致中毒，甚至窒息而死。②生天南星水煎剂有较强的镇静及镇痛作用，并有抗惊厥作用，孕妇慎用；有肝病者不宜服用；生天南星一般不内服，若内服需久煎2小时；本品有毒，用量过大时可引起严重中毒反应；生天南星中毒后可出现唇舌麻木、喉头发痒、灼热、水肿甚至窒息而死。

☯ 化痰行瘀汤（高爱芝方）

【组成】麦冬16g，沙参16g，五味子16g，鱼腥草28g，白花蛇舌草28g，生黄芪28g，猪苓、茯苓各16g，地龙28g，川贝母8g，莪术28g，炙枇杷叶16g，女贞子28g，干蟾皮8g。

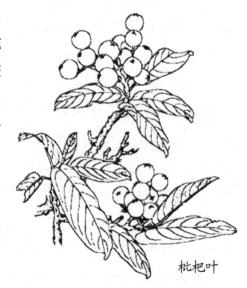

枇杷叶

【用法】每日1剂，水煎服，每日2次，早、晚各1次。

【功效】化痰行瘀解毒，益气养阴。用于肺癌。

【方解】中医经过多年的临床实践发现：气阴两虚、痰瘀毒聚是肺癌发病的主要病机。因此，将养阴益气、化痰解毒行瘀作为肺癌临床治疗的基本大法。

方中沙参、黄芪、麦冬益气养阴；鱼腥草、白花蛇舌草清热解毒；川贝母、枇杷叶润肺止咳；女贞子、五味子健脾补肾；猪苓、茯苓、莪术利湿化痰；地龙、干蟾皮活血化瘀，通经活络。

【加减】气血两亏者，加鸡血藤、补骨脂、当归、白芍、生何首乌、自然铜等；瘀滞明显者，加守宫、全蝎等虫类药物；腑气不通者，加大黄、生白术、生何首乌、肉苁蓉、火麻仁等；兼痰凝湿阻者，加浙贝母、半夏、僵蚕、生薏苡仁、瓜蒌、夏枯草等；热毒蕴肺者，加蚤休、龙葵、山豆根等；饮停胸中者，加葶苈子、泽泻、川木通、蝼蛄。

因病论治时，按以下规律加减用药：放疗时加牡丹皮、紫草、生地黄等；化疗时加血藤、当归、生何首乌、白芍、阿胶等；淋巴结转移者加山慈菇、夏枯草、全蝎等；胸膜转移有胸腔积液者加葶苈子、泽泻、大戟、龙葵等；肝转移者加鳖甲、白芍、青蒿、仙鹤草、秦艽等；骨转移者加补骨脂、自然铜、威灵仙等；脑转移者加全蝎、蜈蚣、天麻等；咳嗽、痰多黏稠者加半夏、全瓜蒌、枇杷叶、浙贝母等；大便干燥者加火麻仁、酒大黄、生白术等；发热者加牡丹皮、紫草、黄芩、银柴胡等。

☯ 化痰散结汤加减（刘竹生方）

【组成】白术 16g，黄芪 28g，茯苓 18g，西洋参 13g，全瓜蒌 28g，半夏 11g，浙贝母 18g，山药 16g，薏苡仁 28g，白花蛇舌草 28g，瓜蒌 28g，炙百部 16g，八月札 16g，皂角刺 28g，陈皮 11g，甘草 6g。

【用法】每日 1 剂，水煎服，每日分 3 次服。

【功效】扶正健脾益气，解毒化痰散结。

【方解】化痰散结汤加减中，黄芪乃补气药主药，既可内补脏腑之气，又能益气固表，生用力专，取其托毒益气之功，常用量在 28g 左右，最大可用至 50g；茯苓、白术健脾和胃，为后天资生之要药，益气补中，营运中州，诸脏得利，气虚得补；西洋参性凉而补；薏苡仁甘平味淡入中焦；山药味甘归脾，色白入肺，能滋润血脉，补气和中，固摄气化；瓜蒌味甘行润，甘能补肺，润能降气，以肺受火迫，失降下之令，今得甘缓润下之为助，则痰自降，为治嗽之要药也；半夏利湿化痰，止喘降逆，散结消痞；皂角味辛入肺，除痰之力最猛；炙百部微温不燥，能润肺降气，止咳消痰，为肺家止咳之要药。瓜蒌、白花蛇舌草解毒清热散结；八月札既能理气散结，又能抗癌。诸药合力，共奏益气健脾、解毒清热、散结化痰之效。

【验案】李某，男，67岁，2001年4月9日来医院就诊。患者因阵发性干咳，痰中带有血丝3个月，声音嘶哑7天，于外院经纤维支气管镜检查为左肺癌并胸腔积液，病理为鳞癌Ⅱ级。因患者有冠心病及糖尿病病史10年，拒绝其他治疗而来就诊。刻下：胸闷气短，咳嗽，吐白黏痰量多，饮水呛咳，声音嘶哑，纳差，乏力，大便稀，每天2或3次，舌红苔黄微腻，脉弦滑。查见老年男性，形体消瘦，面色萎黄，精神萎靡，左肺呼吸音低。辨证为肺脾气虚，痰毒蕴结。用上方治疗，水煎服20剂。复诊时咳嗽憋气减轻，纳食有所增加，余症同前，续服1个半月后，咳嗽明显减轻，偶吐少量白黏痰，无饮水呛咳，纳食已复正常，摄片示胸腔积液较前减少。继续以此方为主加减治疗半年，仅偶有咳嗽，余正常，以此方为主配成丸药间断服用至今。

【按语】中医认为肺癌的形成主要是由于正气亏虚，脏腑功能失调，邪毒侵犯，导致肺气郁结，宣降失司，湿集成痰，痰凝气滞，瘀阻脉络，痰瘀交阻，日久形成肺癌。其病位主要在肺，病理性质主要为脾虚痰瘀阻肺。《杂病源流犀烛》云："邪积胸中，阻塞气道，气不得通，为痰……为血，皆邪正相搏，邪既胜，正不得制之，遂结成形而有块。"中晚期非小细胞肺癌肺气本虚，易累及脾胃，导致脾气虚弱，痰湿内阻；若病久累及于肾，则导致肾阴亏虚，甚者气阴两虚。

清肺化痰加减方（朱坚方）

【组成】天冬、麦冬、南沙参、北沙参、女贞子、山慈菇、枸杞子、苦参各11g，炙鳖甲、知母、炙僵蚕、生蒲黄（包）、泽漆、半枝莲各13g，太子参、仙鹤草、旱莲草各16g，金荞麦根18g，炙蜈蚣2条。

【用法】水煎服，每天1剂，每日2次服。口服西黄丸，每次3g，每日2次。

【功效】化痰清肺，养阴益气。用于肺癌。

【方解】中医认为，肺癌治疗不可求速效，一方有效，就应守方继进。本方中天冬、麦冬、北沙参、南沙参、太子参、知母、炙鳖甲、女贞子、旱莲草、枸杞子养阴益气，润肺生津以顾肺护胃；山慈菇、泽漆、金荞麦根、苦参、半枝莲等苦寒药物解毒清热，散结软坚；炙僵蚕、生蒲黄、仙鹤草等咸寒药物止痛祛瘀，通络凉血以扰癌。全方共达正固扶本，抑毒抗癌之效。

【验案】丁某，女，66岁。2000年11月9日来医院就诊。患者在2000年5月胸部CT检查发现右肺下叶有一圆形阴影，边界清楚，周围有短毛刺。后经医院气管镜检查诊断为右肺鳞癌。于2000年5月14日做右中下肺叶切除术，术后病理报告：右肺下叶腺癌，右肺中叶鳞癌，无淋巴结转移。术后切口愈合良好。同年8月11日始行顺铂加依托泊苷化疗6个周期，同时用止吐、升白药物及免疫调节剂。请中医会诊，诊见：五心烦热，咽干口燥，夜间盗汗，干咳少痰，胸闷气短，疲乏无力。舌淡、苔黄腻，脉弦细。证属气阴两虚，

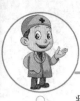

痰热壅肺。治以清肺化痰，养阴益气，兼祛邪抑癌。

第二诊：服上方 15 剂后，胸闷缓解，体力渐增，但仍咳少量黄痰，无血丝及胸痛，舌淡红、苔薄稍腻，脉弦细。原方加天花粉、鱼腥草各 16g，泽泻 18g。

第三诊：服上方二月余，患者自感痰量明显减少，痰色转白，体重增加约 3kg。继服原方加丹参 13g，白茅根 28g。后随症稍做加减，坚持服用中药至今，一般情况尚可，生活自理，定期来院检查，未发现远处转移灶，局部未见复发。

【按语】中医认为，肺癌是因虚而病，因虚致实，是一种全身皆虚、局部为实的疾病。肺癌的虚以阴虚、气阴亏虚为主，实不外乎血瘀、气滞、痰凝、毒聚等病理变化。治疗当以扶正祛邪为主，佐以抑癌，攻不宜过，补不宜滞，用药不可过于滋腻苦寒，要处处注意保护胃气。

☯ 化痰消瘀加减方（赵永祥方）

【组成】太子参 13g，南、北沙参各 11g，大麦冬 13g，天花粉 13g，生薏苡仁 16g，山慈菇 11g，泽漆 16g，猫爪草 18g，肿节风 18g，漏芦 16g，仙鹤草 16g，炙僵蚕 13g，露蜂房 13g，鱼腥草 18g，白花蛇舌草 18g，狗舌草 18g，地骨皮 16g。

【用法】每日 1 剂，水煎服，每日分 3 次服。

【功效】养阳益气，消瘀化痰。

【方解】方中南沙参、北沙参、太子参行气解郁、活血止痛；大麦冬疏肝理气、清热祛湿；天花粉、生薏苡仁、山慈菇行气活血，益气补中；鱼腥草、白花蛇舌草、仙鹤草、狗舌草清热解毒；地骨皮、泽漆补肾健脾；猫爪草、露蜂房、肿节风清热活血祛风；炙僵

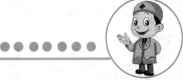

蚕活血化瘀；漏芦清热泻火。诸药伍用共奏疏肝解郁、行气活血、清热利湿之功效，用于治疗肺癌、支气管扩张、咳嗽等疗效显著。

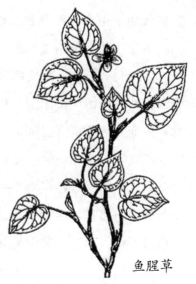

鱼腥草

【验案】周某，女，76 岁。2007年 7 月 16 日来医院就诊。患者有长期吸烟史。2007 年 4 月因咳痰中夹血，去省医院检查为肺鳞癌，6 月 10 日行 γ 刀治疗。目前稍有咳嗽，胸无闷痛，痰不多，偶有痰中带血，精神不振，疲倦乏力，口干，食纳知味，寐尚可，二便正常。苔中后部黄腻，脉细滑。CT 检查示：右上肺肿块，内部坏死明显，两肺感染，局灶性纤维化，局部支气管扩张。西医诊断：支气管肺癌；中医诊断：癌病，痰热瘀毒阻肺证。辨证属热毒痰瘀阻肺，气阴两伤。用上方 5 剂治疗。

第二诊（2007 年 7 月 23 日）：咳减；痰少，未见出血，口干不显，无胸闷胸痛，食纳尚可，二便正常。苔中部黄腻，舌质黯红，脉小滑。上方加炙桑皮 11g，羊乳 16g，平地木 18g。21 剂。每日 1 剂，水煎服。

第三诊（2007 年 8 月 14 日）：近况平稳，咳痰不多，呈白色泡沫状，无胸闷痛，纳可，大便稍干。苔薄黄、舌质黯，有裂痕，脉小滑。予二诊方加炙鳖甲（先煎）16g，龙葵 11g，鬼馒头 16g，桑白皮 13g。30 剂。每日 1 剂，水煎服。

第四诊（2007 年 9 月 28 日）：近日 CT 复查，原右上肺病灶较来医院就诊时缩小。自觉症状减少，不咳，咳痰少，日复查 CT "原右上肺病灶较前缩小"。胸不痛，食纳知味。苔黄薄腻，脉细滑。查

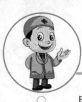

肝、肾功能正常，癌胚抗原恢复正常。

治守原法，原方 20 剂。

【按语】由于患者长期吸烟，烟毒袭肺，肺热焦燥，产生癌毒，癌毒侵肺，耗伤气血津液，加之放射治疗，更损伤肺之气阴。结合舌脉，辨证为热毒痰瘀阻肺，气阴亏虚。其病证特点，虚实夹杂，故治疗以益气养阴扶助正气，祛瘀化痰解毒抗癌为法。因脾胃消化功能尚正常，故拟攻邪解毒作为重点，并在诊治过程中根据症情变化调整扶正与抗癌的比重。至第三诊患者正气渐复，遂进一步加大消癌力度，加用炙鳖甲、龙葵、鬼馒头等抗癌解毒，散结软坚。本案治疗重在扶正补虚与祛邪抗癌并举，扶正以养阴益气为法，平补清养，不壅不腻，祛邪以解毒为原则，消瘀化痰，攻不伤正，因此疗效显著。